「長生きする人」の習慣、ぜんぶ集めました。

工藤孝文［監修］
ホームライフ取材班［編］

青春新書
PLAYBOOKS

「長生きする人」の意外な習慣が大集合！

Check!

　できるだけ長く健康を保って、人生を楽しみたい。誰しもこう思うのは当然のことだろう。しかし、同年代の知人や有名人が重い病気になったり、古い友人の聞きたくない知らせが届いたりすると、つい思ってしまう。いまはそこそこ健康だけれど、この先はどうなんだろうかと。

　元気に長生きしたい。でもできる？……そう思っている人に、ぜひ本書を読んでいただきたい。健やかに年齢を重ねてきた人生の先輩たちは、いかにして長寿を手にすることができたのか。健康的な食生活のポイントはもちろん、心を穏やかに保つコツ、体を上手に動かし、休ませ、メンテナンスするための要領、長寿地域に暮らす人々に見習うべき生活習慣、長生きした偉人らに学ぶこだわりなど、幅広い分野から120項目の秘訣を大集合させた。

　長生きする人の習慣を実践すれば、寿命は確実に延びる。何歳からはじめても効果あり。これから先、長く人生を謳歌するための参考書にしていただければ幸いだ。

1章 長生きする「地域の人」の習慣、ぜんぶ集めました。

2章 長生きする人の「こころ」の習慣、ぜんぶ集めました。

3章 長生きする人の「食生活」の習慣、ぜんぶ集めました。

4章

長生きする人の「体を動かす」習慣、ぜんぶ集めました。

5章 長生きする人の「メンテナンス」の習慣、ぜんぶ集めました。

6章 長生きする人の「趣味を楽しむ」習慣、ぜんぶ集めました。

7章 長生きする人の「体を休める」習慣、ぜんぶ集めました。

8章 長生きした「あの偉人」の習慣、ぜんぶ集めました。

9章

絶対NG！「長生きできない人」の習慣、ぜんぶ集めました。

本文デザイン／青木佐和子　編集協力／編集工房リテラ（田中浩之）

1章

長生きする
「地域の人」の習慣、
ぜんぶ集めました。

Check!

長生きする人が多い地域や
健康長寿の県民たちの
気になる生活習慣をピックアップ。
真似するだけで元気になり、
寿命が延びていきそう！

Check!

健康寿命日本一、山梨県の人たちは海がないのに大の魚好き！

健康上の問題で日常生活が制限されることなく生活できる期間。これを健康寿命という。いくら長生きをしても、最晩年をほとんど寝たきりで過ごすのはつらい。最後まで元気に活動しながら、長く生きていきたいものだ。

健康寿命は厚生労働省が3年に1回、国民生活基礎調査のデータをもとに算定している。注目されるのが山梨県の順位の高さ。2019年のデータから発表された都道府県別健康寿命によると、男性が73・57年、女性は76・74年でともに全国2位だ。

山梨県は過去、健康寿命1位に複数回ついており、2010年、2013年、2016年の3回発表された平均値で比較すると、男女ともに全国1位。山梨県は「日本一の健康長寿県」といっていい。

なぜ、山梨県民は年を取っても長く健康でいられるのか。ここでは食生活の習慣にスポットを当ててみたい。じつは、山梨県は内陸の「海なし県」でありながら、人口当たりの寿司屋の数が全国一多いのだ。

実際、山梨県民は魚介類が大好き。１世帯当たりの年間支出金額を見ると、甲府市がアサリで１位、マグロと魚介加工品でともに２位というデータもある。

これには地理的な環境が影響しているといわれる。江戸時代後期から明治時代、駿河湾で獲れた魚は馬に積まれ、一昼夜かけて内陸の町に運ばれた。甲府はそういった海の魚をギリギリ食べられる限界の地だったのだ。これを「魚尻点《うおしりてん》」という。

魚が珍重される魚尻点だからこそ、魚に対する思い入れが強く、酢で締めたりヅケにしたりという技術も磨かれた。その歴史がいまにつながり、県民が魚好きになったというわけだ。

魚はたんぱく質が豊富で、血液をサラサラにする「オメガ３」系の不飽和脂肪酸もたっぷり含まれている。魚の不飽和脂肪酸は調理によって流出しやすいので、生で食べるのがベスト。寿司が大好きな山梨県民の食習慣は理にかなっており、健康長寿の要因のひとつにもなっていそうだ。健康長寿県民の好物をもっと食べてみよう。

Check!

長野・山梨、両県民の長生きのカギは、日本一時間をかけて食べる食事にあった

長生きしたいのなら、早食いは禁物だ。食事をはじめてから、脳の満腹中枢が刺激されるまでには20分ほどかかる。早食いをすると、満腹感を覚えるよりも先に、おなかがいっぱいになりがち。このため、食べ過ぎてしまうことが多いのだ。

中年男性では、早食いの人はゆっくり食べる人と比べて、体重が平均9kg重いという調査もある。肥満はあらゆる生活習慣病のスタート地点。ゆっくり食べると危険な病気にかかりにくく、長生きにつながる。

この理屈をよく理解して実行しているのが、健康長寿日本一の山梨県民と、全国屈指の長寿を誇る長野県民だ。２０２１年の社会生活基本調査で、ともに１日の食事時間が全国一長く、１時間45分かけて食べていることがわかった。長生きする人たちは、やっぱりゆっくり食べている。早食いの人は肝に銘じておきたいものだ。

Check!

やっぱり、生涯現役で働くことが、体も心も元気で長寿の秘訣

長生きするためには、どういったことに気をつけるのがいいだろう？　真っ先に思い浮かぶのは食生活ではないか。それと、運動も寿命に強い関連性がありそうだ。ほかには、よく眠る、ストレスを減らす、怒らないで心穏やかに過ごす、といったことを多くの人があげそうだ。

しかし、非常に大きな要素を忘れている。それは「働くこと」だ。総務省の統計によると、男女高齢者の有業率が日本で最も高い都道府県は、長寿県日本一に何度も輝いた長野県と、元気な状態で日々をおくれる健康寿命がトップクラスの山梨県なのだ。

この結果は偶然ではないだろう。長野県では県民が長生きする理由として、地域の医療活動や健康ボランティア活動が活発なことなどとともに、県民の高い就業意欲や積極的な社会参加をあげている。

山梨県でも同様に、健康寿命が長い理由として、県民の健康意識の高さに加えて、高齢者の就業割合の高さが考えられるとしている。

年を取っても仕事を続けることのメリットは多い。長年、仕事中心の生活をおくってきた人の場合、退職と同時に大きな生きがいをなくしてしまう。ほかに趣味などの楽しみがなければ、胸にぽっかりと穴が空いたまま、家にとじこもりがちになる。しだいに健康を失っていくのも無理はない。

一方、定年退職を迎えても、同じ職場で継続雇用されて勤め続ける、または新たな職場を探して就職する場合は、家に引きこもることはない。

仕事に就くか就かないかの違いは非常に大きい。職場まで通う必要があるので、足腰の筋力が低下しにくい。社会とつながって、人と接する機会も多いだろうから、脳がさまざまな刺激を受ける。仕事にやりがいを見い出せれば、精神的な面でも満たされるだろう。

こうした結果、心身ともに元気になって、寿命が延びていくというわけだ。元気で長生きを望むのなら、とにかく働くようにしよう。

Check!

泉重千代さんを生んだ徳之島。島民の骨が丈夫なのは「水」のおかげだった

「世界最長寿者」の異名があった泉重千代さん。生まれ育った徳之島は長寿の島として知られ、島民約2万2000人のうち、100歳以上の長寿者が50人を超える。

徳之島の人たちの長寿の秘密は、毎日飲んでいる水にあるのかもしれない。水は含まれているカルシウムとマグネシウムの量によって、大きく「軟水」と「硬水」に分けられる。軟水はまろやかで、硬水は口当たりがやや硬い。日本の水はおおむね軟水で、カルシウムなどの含有量を示す硬度は、水道水が50㎎／ℓ前後となっている。

これに対して、サンゴ礁の地質でできている徳之島の水は、硬度が200㎎／ℓ近くもある硬水なのだ。このカルシウムたっぷりの水を飲んでいるから、島民は年を取っても骨年齢が若い。骨折しにくい丈夫な骨は、寝たきりを防ぐのに大きな役割を果たす。いまのうちから硬水を日常的に飲み、骨を強くしておくのも良さそうだ。

Check!

長寿県上位の常連、長野県民は1人当たりの野菜摂取量が日本一！

厚生労働省から都道府県別の平均寿命が発表されると、常に上位にランキングされるのが長野県。長野県民はどうして長生きするのか。研究者によって、その理由はいくつか指摘されており、重要なひとつが野菜をよく食べることだ。

カゴメの調査によると、長野県は全国で最も野菜摂取量が多い県。2位には「健康寿命日本一」の山梨県がランクインしており、長生きするには野菜が大事だと非常によくわかる調査といえる。

長野県では野菜の栽培が盛んに行われており、レタスやセロリの収穫量が全国トップで、白菜などが2位。新鮮な野菜が身近に豊富な地域なのだ。野菜に含まれるカリウムは高血圧を予防し、食物繊維は腸内環境を整え、大腸がんの発症も防ぐ。長生きする人の多い長野県民の食生活にならえば、寿命を延ばすのが可能かもしれない。

Check!

長野県民のソウルフード、野沢菜漬けのパワー…恐るべし

本州の真ん中にある長野県は気候が厳しく、その昔、厳寒の季節には野菜をまったく栽培できなかった。それなのに、なぜだか野菜摂取量は日本一。これは漬物を大量に仕込んで冬に備えた歴史があるからではないか、といわれている。

長野県の漬物といえば、県民のソウルフードともいえる野沢菜漬け。野沢菜はキャベツなどと同じアブラナ科で、信越地方で古くから栽培されてきた。ビタミンCは小松菜やキャベツ以上、カルシウムはほうれん草の3・8倍、β-カロテンはトマトの2倍以上も含まれている。

じつは、長野県は塩やみその消費量が非常に多い。なのに県民が長生きする一因は、栄養豊富で乳酸菌たっぷりの野沢菜漬けをよく食べて、腸内環境が整えられているからだという推論もある。長寿県に育まれた長寿食を取り入れてみよう。

Check!

意外な長寿県、京都人の長生きの秘密は、酸っぱいアノ京漬物にあった

健康を保つには、腸内環境を整えることが大切だ。活き活きと暮らせる健康寿命の長さを決める大きなポイントともなる。その意味から、男性で全国4位、女性が3位の長寿地域、京都府の人たちが好む「すぐき漬け」は理にかなっている。

発酵食品である漬物には、腸内環境を改善する乳酸菌がたっぷり含まれている。ただし、その多くは胃酸によって死んでしまう。そうした死がいも腸内で善玉菌のエサとなって利用されるが、生きてたどりついたもののほうが有効とされている。

すぐき漬けは発酵度合いが強いことから、漬物のなかでも酸味が強い。その酸性の環境のもとでは、胃酸に負けない乳酸菌が潜んでいる可能性がある。このため、すぐき漬けの乳酸菌は腸まで生きたまま届き、腸内環境を一層整えられるかもしれないのだ。特有の風味が魅力の京都人の好物を、ときどき食卓にあげてみてはどうか。

Check!

大好きな麦みそのおかげで、愛媛県民は大腸がんになりにくい!?

近年、日本人の男女に増えているがんが大腸がん。2022年の死亡者は、がんのなかでは男性で2位、女性は1位になっている。長生きをしたいのならば、大腸がんにかからないことが重要なポイントとなる。

この大腸がんによる死亡率が低く、何度か全国1位にもなったのが愛媛県。県民の生活習慣に予防のカギがあるのなら、ぜひ知りたいと思うのではないか。腸内環境の面から見た場合、ヒントのひとつは愛媛県人が好む麦みそにありそうだ。

麦みその原料である大麦や麦麹は、β－グルカンという食物繊維が豊富。腸内環境を整え、排便を促して、免疫細胞の活性も高める。大腸がんのリスクを低くすると注目されている物質なのだ。麦みそはみそ汁に使うほか、甘口なので野菜スティックにつけてもおいしい。大腸がん予防効果に加え、けっこう使い勝手がいいのも魅力だ。

Check!

長寿村で受け継がれた秘密の長寿食、骨ごと揚げる「田鯉のすずめ焼き」とは？

日本屈指の長寿県、長野県のなかでも最長寿といわれるのが松川村だ。２０１３年、市町村別の平均寿命で男性が１位になり、長寿村として一躍有名になった。松川村には農家が多く、生きがいを持って体を動かしているのが元気のもとだという。行政が保健指導に力を入れてきたのも長寿の要因のようだ。

ここでは視点を変えて、村独特の長寿食「田鯉《たごい》のすずめ焼き」に注目してみたい。田鯉とは田んぼで育てる小さなコイのこと。これを背開きにして、骨ごと焼いてさらに油で揚げ、甘辛いタレにからませて食べる。コイには疲労回復に効果のあるビタミンB1がウナギ以上に豊富。骨ごと食べるから、カルシウムもたっぷり補給できる。

これを食べるから長生きするわけではないだろうが、魚をまるごと調理する料理が健康に好影響を与えるのは確かだ。

かつて世界に知られた長寿県、沖縄県の食文化の激変に学びたい

Check!

日本一の長寿県といえば、かつては文句なしに沖縄県だった。2004年に有名なニュース雑誌『TIME』でその長寿食が紹介され、長生きする人が多い地域として海外でも知られるようになった。

ところが、男性は1990年代から都道府県別平均寿命の順位が低下するようになり、女性も2010年代に入って、長く保った1位の座を明け渡した。2020年には女性が16位、男性にいたっては下から5番目の43位まで順位を落としている。男性の平均寿命は80・73歳で、1位の滋賀県から2歳も下回る。

どうして、こういった事態を招いてしまったのだろう。その背景を見ていくと、寿命が延びる理由、縮む理由が浮き彫りになるのではないか。

沖縄県民がかつて長寿だった要因として、豚肉をよく食べることに注目する向きが

多かった。しかし、これは誤りだといわれる。戦前までは、豚肉を食べていたのは富裕層のみで、それも正月などの特別な日だけだったようだ。庶民のたんぱく源は主に豆腐などの豆製品。主食は白米ではなく食物繊維の多い煮芋で、β-カロテンなどの栄養が豊富なゴーヤーに代表される島野菜も多く食べていた。

昔ながらの食生活は、アメリカの食文化にならうことによって一変。米軍の占領下で、ハンバーガーやスパムなどを食べるようになり、島で培われた食文化は破壊されていく。1970年代から、人口当たりのファストフード店の数は全国トップクラス。動物性脂肪の多い肉をよく食べる一方、野菜の消費量は減っていった。平均寿命の低下に、こうした食生活の激変が影響しているのは間違いないとされる。

じつは同じ沖縄県民でも、いまの高齢者は長生きできそうだ。75歳の平均余命は女性が全国1位、男性が2位なのだ。それなのに平均寿命が短いのは、アメリカナイズされた戦後の食文化のなかで育った、中年以下の世代が早死にするのがいちばんの理由だ。沖縄県の食習慣の変化には、学ぶところが多いのではないだろうか。

Check!

滋賀県民が日本一長生きをする「やっぱり!」と納得の理由

タバコを吸う人が全国一少ない県の人たちが、日本で最も長生きをする。こう聞くと、なるほどな!と納得できるのではないか。男性の喫煙率が全国最下位の県は、2020年の都道府県別平均寿命で、男性が82・73歳で1位に輝き、女性も88・26歳で2位に入った滋賀県だ

滋賀県民が長生きをするのは、命にかかわる重大な病気を発症しにくいからだ。脳血管疾患による死亡率の低さを見ると、男性で1位、女性が2位、がんでは男性で2位など、極めて低くなっている。

こうした生活習慣病を引き起こす大きな要因が喫煙。なかなかタバコをやめられない人は多いが、50歳で禁煙しても寿命は6年長くなる。長生きの多い滋賀県民を見習って、いまからきっぱり禁煙することを強くおすすめする。

Check!

滋賀県が全国一の長寿県になったのは、大の旅行好きだから⁉

全国のなかでも、とくに長生きする人が多い滋賀県民。その秘密を探ると、いろいろな要因が浮かび上がってくる。滋賀県の分析では、喫煙者の少なさのほかに、1日2合以上の酒を飲む人が少ない、スポーツやボランティア、学習・自己啓発をする人が多い、といった生活習慣が影響しているのではないかという。

ほかに、興味深い見かたもされている。滋賀県民は外出するのが大好きで、旅行・行楽に出かける人の数が全国1位になったことがある。このフットワークの軽さが、長寿につながっているのではないかというのだ。

旅行や行楽に出かけると、さまざまな刺激を受けて脳が活性化される。ストレスが軽減できて、メンタルヘルスにも良い影響が出る。よく歩くことで運動量が多くなるのもメリット。なるほど、心身ともに元気になって寿命を延ばせそうだ。

2章

長生きする人の「こころ」の習慣、ぜんぶ集めました。

ささいなことで怒ったり、
イライラしたりは早死にのもと。
長生きする人は
毎日幸せだと思いながら、
楽しく人生を過ごしてる。

毎日を楽しく過ごす修道女は長生きし、辛いと思う修道女は早死にした！

Check!

長生きするには、日ごろの何気ない習慣が肝心だ。規則正しい生活、健康的な食生活、適度な運動などのほかにも、忘れてはならないことがある。「気の持ちよう」しだいで、人間の寿命は大きく変わるのだ。

加齢と健康、それにアルツハイマー病について解き明かした「ナン・スタディ（修道女研究）」という有名な報告がある。米国の研究者がノートルダム教育修道女会の協力のもと、２００１年に発表したものだ。

修道院はキリスト教の戒律のもと、共同生活をしながら修行をする施設。一般の社会から離れて、祈りと労働の日々をおくる。

修道女たちは同じ環境で暮らし、同じ食事をとる。もちろん、酒もタバコもたしなむことはない。それなのに、寿命は一律ではないし、認知症を発症する人もいれば、無縁な人もいる。いったい、これはどういうことなのか。寿命と老後の健康に関連する要素は遺伝だけなのだろうか。

ナン・スタディでは、修道女たちが20代のときに書いた日記や手紙などを入手し、どのような言葉が使われていたのかを克明に調べた。

着目したのは「気の持ちよう」だ。日記や手紙のなかで、「幸せ」「楽しい」「うれしい」といったポジティブな言葉をよく使うグループと、「かなしい」「さびしい」「辛い」などのネガティブな言葉を多用するグループに大別。両者の寿命や健康状態の違いについて調査した。

その結果、彼女たちが80歳以上になったとき、ポジティブなグループでは90％近くが存命していたことがわかった。一方、ネガティブなグループの人は34％しか生きていなかった。健康状態にも大きな違いがあり、ポジティブなグループには健康な人が多かったのに対し、ネガティブなグループの多くの人は病気に悩んでいた。

同じ環境で暮らしても、気の持ちようしだいで寿命や健康状態にこれほどの差が出る。ものごとを前向きにとらえ、希望を持つことが長生きの大きな秘訣だったのだ。

Check!

その日にあった良いことを書き出すだけで、心が若くなって、ますます長生き

健やかに年を重ねていく人は、前向きに考える習慣が身についている。でも、自分はけっこうネガティブに考えるほうだから……などと思う人は、「今日はいい日だった」と自分に強く言い聞かせ、気持ちを前向きにさせてはどうだろう。

この方法は米国ペンシルバニア大学の研究によって、高い効果が得られると確かめられている。寝る前にその日にあった3つの良いことを書き出す習慣を1週間続けたところ、その後、半年にわたって幸福度が増したというのだ。

楽しかった、大いに笑った、仕事で成果を上げたなど、良いことを思い出す習慣をつけると、ポジティブなことを感じる脳の神経回路が太くなる。この変化にともなって、以前よりも精神的に前向きになり、幸福度が高まっていくという。簡単にできるので、ぜひ習慣づけてみよう。

Check!
ホルモンの研究で明らかに。幸せな人ほど長生きする！

幸せな人は長生きをする。この見逃せない関連性は、さまざまな研究によって裏づけられている。英国の名門大学、ユニバーシティ・カレッジ・ロンドンは、ストレスの耐性に注目して研究を行った。

ストレスがかかると、コルチゾールというホルモンが分泌される。コルチゾールにはストレスを緩和する働きがある一方、分泌の多い状態が続くと、高血圧や高血糖を引き起こしたり、免疫力が低下したり、脳の働きが悪くなったりする。研究では「幸せな人」「不幸せな人」のグループのコルチゾール濃度を分析。その結果、幸せな人のほうが明らかに濃度が低く、最大で32％もの差があった。

幸せな人はストレスが少なく、コルチゾールの分泌が少ないので、体も脳も元気でいられる。毎日をより楽しく感じられるほど長生きできる、と覚えておこう。

毎日を楽しく過ごしている人は、心臓病で死ぬリスクが低い

２０２３年の日本人の死因ランキングを見ると、心筋梗塞などの心臓病が第2位。長生きするための重要ポイントのひとつは、心臓病を予防することだといえる。

生活習慣を改善して動脈硬化の進行を抑える、といったことが真っ先に考えられるが、「気の持ちよう」も大きなカギとなる。厚生労働省の研究では、男性で「生活を楽しむ意識が低い」グループは、「高い」グループよりも循環器病の発症リスクが１・２３倍、死亡リスクが１・６１倍も高い。なかでも心臓病の死亡リスクは１・９１倍と2倍近くも高かった。生活を楽しむ人は楽しまない人と比べて、心臓病で死ぬリスクがほぼ半分。その分、長生きできる可能性があるわけだ。

この研究に限っては、女性に顕著な違いは出なかったが、やはり生活を楽しむほうがいいのはいうまでもない。

Check!

泉重千代翁の口癖は「万事くよくよしないがよい」

白いあごひげを伸ばした、仙人のような風貌の翁。50代以上の人は、徳之島の泉重千代さんを覚えているだろう。ギネスブックに世界最長寿者と認定された人物だ。当時いわれていた「120歳」は疑問視され、実際には105歳で亡くなったのではないかともされるが、それでも素晴らしい長寿であることに違いはない。

なぜ重千代翁は100歳を超える長寿を得られたのか。残した長生きの秘訣「長寿十訓」を見てみよう。

一　万事くよくよしないがよい
二　腹八分めか七分がよい
三　酒は適量ゆっくりと
四　目ざめたとき深呼吸

五　やること決めて規則正しく
六　自分の足で散歩に出よう
七　自然が一番さからわない
八　誰とでも話す笑いあう
九　嵐は忘れて考えない
十　健康はお天とう様のおかげ

いずれも、「なるほど」とうなずけるものばかりだ。なかでも、心の習慣という点では、第一にあげられている「万事くよくよしないがよい」に注目したい。

くよくよしたり悩んだりすると、交感神経の働きが優位になって血管が収縮する。この状態が続くと、血管に負担がかかって、動脈硬化を引き起こす原因になってしまう。万事くよくよしないでいると、副交感神経が優位な状態が多くなり、血管の老化を抑えることができるのだ。

加えて、「誰とでも話す笑いあう」ことで楽しくすごし、「嵐は忘れて考えない」ように楽観的に生きれば、なおいいだろう。

Check!

長生きしているのは怒らない人。頭に血が昇りかけたときの「6秒ルール」とは

長寿のおじいさん、おばあさんは何があっても怒らず、いつもニコニコしているイメージがある。体のメカニズムから考えて、これは納得できることだ。

「腹が立つ」「許せない」「ふざけるな!」といった怒りの感情は、脳のなかの大脳辺縁系が活性化して起きる。大脳辺縁系は感情をつかさどる部分。人間だけではなく、多くの動物にもあり、本能的な行動を起こすときの司令塔となる。

歓迎できない出来事に対して、ここは怒るべきなのか、怒るとしたらどの程度なのかを判断。怒りに向かう場合は交感神経が活性化し、血管の収縮や血圧の上昇、心拍数の増加などの変化が起こる。

こうして、怒りの感情が湧くたびに交感神経が優位になるので、怒りっぽい人は高血圧になったり、動脈硬化が進行したりするリスクがあるわけだ。突然死などで早死

にしたくないのなら、少々のことでは怒らないほうがいい。

そうはいっても、脳のなかで起こる反応をコントロールできないのでは？と思うかもしれない。しかし、脳の前頭葉の働きをうまく利用すれば、怒りの感情を抑えるのは十分可能だ。

人間らしい理性的な判断や、論理的思考をつかさどる部分が前頭葉。大脳辺縁系で怒りの感情が湧いた場合、いや、もっと冷静になろうよ……と前頭葉が働きかけ、怒りを抑える仕組みになっている。

ただし、突然湧き上がる怒りをすぐには抑え込めない。前頭葉の働きかけが効果をあげるまでに3秒から5秒ほどかかってしまう。この間、暴言を吐くといった過激な行動をとると、怒りが怒りを呼んで、どんどん体の負担が大きくなっていく。

そこで怒りを覚えた場合、6秒間だけ自制し、深呼吸をする、水やお茶を飲む、「そうですね……」などと受け流して時間を稼ぐ。こうしてインターバルをおくと、ス〜と怒りが鎮まっていき、徐々に冷静さを取り戻せる。健康的に年齢を重ねるのに有効なので、ぜひ覚えておきたいものだ。

Check!

あえてハードルを低く設定して、ムダな怒りで寿命を縮めない

怒りっぽい人は「こうするべき」「こうしなければならない」という強いこだわりを持っていることが多い。自分で高めのハードルを設定しておき、それを超えられない場合は、他人にも自分に対しても腹が立ってしまう。

若いころは厳しく律して、能力を上げようとするのもいいだろう。しかし、年齢を重ねるにつれて、その厳しさが一層強まり、何でもないことに立腹するようになるかもしれない。高血圧などの原因になるのに加え、怒りっぽい老人は嫌われやすいのも問題だ。誰にも相手にされない、さびしい老後をすごす羽目になりかねない。

ある程度の年齢になったら、ハードルを少し下げてみてはどうだろう。「毎日、ウォーキングを30分」を「ときどき疲れない程度に歩く」に、「時間の10分前に集合」を「遅れなければOK」に。ゆるさになれるにつれて、怒る理由が減っていくだろう。

Check!

イライラしやすい人は早死にする！　だから、深い呼吸で心をコントロール

怒りや不安などがあると、交感神経が優位になって血管に負担がかかる。けれども、交感神経は自律神経なので、意識して副交感神経にチェンジすることはできない。こう考えてはいないだろうか。

あまり知られていないようだが、自律神経をコントロールするのは可能だ。イライラしたり心配事があったりするとき、ゆっくり深い呼吸をしてみよう。それだけで、交感神経よりも副交感神経のほうが優位になり、気持ちが落ち着いていく。

じつは、心の動きは呼吸と深い関係がある。ゆっくりした深い呼吸は副交感神経を活発化させ、速くて浅い呼吸は交感神経をたかぶらせるのだ。怒りなどで心臓がドキドキしたら、交感神経が優位になっている証拠。血管に対する負担を少なくするため、呼吸によって副交感神経を切り替えるテクニックを身につけておこう。

Check!

長生きする人はイライラをためない。それは、愚痴をこぼしてガス抜きするから

残念ながら生きている限り、ときどきストレスを感じることは避けられない。しかし、ストレスを長く感じると動脈硬化が進行し、心臓病などのリスクが上昇してしまう。心が沈み込むと、うつの症状も出やすくなってくる。

心穏やかに長生きしている人は、ストレスを感じてもため込むことはない。時折、ガス抜きをするように吐き出して、心と体の負担を軽くしているものだ。

ストレス対策や解消法はいろいろあるが、ここでは手軽にできる方法を紹介しよう。誰かに愚痴をこぼすことだ。

嫌なことをため込み、自分だけの問題として抱えていると、心がだんだん内向きになっていく。それでは心が沈んでいくばかりなので、不安やつらさ、怒りの原因を誰かに話してみよう。ずっしり重く感じていたストレスが軽くなっていくはずだ。

愚痴をこぼすというと、とくに男性の場合、「そんなことはみっともない」「男らしくない」と思う人がいるかもしれない。けれども、もうそういった時代ではない。愚痴をこぼしたり、弱音を少々吐いたりするほうが人間らしい、と受け取る人も多くなってきたのではないか。

ただし、問題は愚痴のこぼし方だ。相手は誰でもかまわない、というわけにはいかない。自分がどういう人間なのかあまり知らない、または価値観がまったく違うといった場合は、愚痴をこぼされたほうも共感できず、迷惑でしかない。

愚痴をこぼす相手は、仕事や生活が同じような環境にあり、価値観も似ている人がいいだろう。配偶者を相手にできればことは簡単だが、連れ合いには愚痴を聞かせたくない、絶対に嫌な顔をされる、あんたが悪いと反撃されそう、などの理由で言えない人もいるかもしれない。

そういった場合は、いまのうちから、気軽に愚痴をこぼせる相手をつくっておくようにしよう。気心の知れた友人、知人が多いほど、老後の活動範囲が広くなるというメリットもある。

Check!

長生きする人は、知っている。「心配ごとの9割は起こらない」

健やかに年齢を重ねる人は、対処の仕方のない心配はしないし、不安も抱かない。不安な気持ちになりがちな心配性の人は、思い悩むのがいかに無駄なのかを知っておいたほうがいいだろう。

米国シンシナティ大学の研究によると、心配性の人が抱いた不安のうち、85％は実際には起こらなかった。さらに残り15％についても、79％は自分の力で解決することができた。つまり、抱いていた不安のうち、現実になったのはたった3％しかなかったのだ。

不安を抱くという行為は、ほぼ取り越し苦労だといえる。起こりもしないことを心配しても、体に負担をかけるだけだ。何か心配なことが頭に浮かんでも、不安を感じるのは損するだけだと、忘れるようにしたいものだ。

Check!

気の持ちようで寿命は延びる？「自分は幸せ」と思い込ませる口グセとは

長く人生を楽しみたいと思うのなら、ストレスをうまく処理するのが重要だ。そのために欠かせない習慣がある。「ありがとう」という言葉を、日常のなかで数多く口にすることだ。

インスタントコーヒーで知られるネスレ日本が、「ありがとう」をテーマに、全国の男女1000人を対象にアンケートを行った。

寄せられた回答のなかでも興味深いのは、ストレスと「ありがとう」の関連性だ。1日に「ありがとう」を20回以上言う人の36・6％が、ストレスを感じても1日たったら忘れられると回答した。

これと対照的だったのが、日ごろ「ありがとう」をまったく言わない人。そのなかの40・5％もの人が、ストレスを感じるとすぐには忘れられず、1週間以上引きずっているという結果になったのだ。「ありがとう」を20回以上言う人のなかにも、やはり1週間以上引きずる人はいたのだが、その割合は25・8％にとどまった。

アンケートの結果を見ると、日常的に「ありがとう」と何度も口にする人ほど、ストレスを軽く感じるのは明らか。交感神経がたかぶる頻度も少ないだろうから、血管などの体に対するダメージも抑えられる。

このアンケートでは、幸福度との関連性もわかった。自分の幸福度を10点満点で採点してもらったところ、「ありがとう」を20回以上言う人の平均は6・8点。一方、まったく言わない人は4・4点だった。「ありがとう」と気軽に口にするだけで、幸福度が1・5倍に高まったのだ。

「気の持ちよう」は寿命に大きく関連する。自分は幸せだと感じれば感じるほど、長く穏やかに年齢を重ねていけそうだ。

このアンケートでひとつ気になるのは、男性の50代は20代と比べて、1日に「ありがとう」を言う回数が半分しかなかったこと。照れくさいなどと思わず、誰にでも感謝の言葉を口にできるようにしよう。

Check!

長生きするために、いいことといっぱい！
チョコには人を幸せにする力があった

興奮したりイライラしたり、ネガティブな気分を引きずるのは良くない。上手に年齢を重ねた人生の先輩たちのなかには、そういったとき、チョコレートをちょっとだけ食べる人もいそうだ。

チョコにはフェニルエチルアミンという物質が含まれている。「恋愛ホルモン」ともいわれ、恋をしたときに脳内に分泌される神経伝達物質だ。チョコを食べると、その働きによって高揚感を覚え、気持ちがポジティブな方向に誘導される。チョコにはほかにも集中力や記憶力を高めるテオブロミンや、緊張やストレスをやわらげるＧＡＢＡなどが含まれており、これらの効果によって精神状態が良好になっていく。

オススメは高カカオタイプ。食物繊維が豊富なので、血糖値を急上昇させることなく、有効成分のメリットを得られる。

Check!

ペットを飼っている高齢者は、飼っていない人よりも病院通いが少ない

近年、医療や福祉の現場で、動物を使うアニマルセラピーを取り入れるところが増えてきた。イヌやネコとのふれあいタイムは、利用者にとても人気があるようだ。

一般社団法人日本ペットフード協会による2022年の調査によると、イヌやネコを飼育している世帯は10軒に1軒弱。まだ飼育していない人は、ぜひ飼いはじめることをおすすめする。世話をするのが面倒だ、あるいはエサにお金がかかるといったデメリットよりも、健康に対するメリットのほうがずっと大きいからだ。

ペットを飼うことの健康効果は、さまざまな研究で証明されている。たとえば、病院に行く回数を調査したところ、ペットを飼育している人は、飼育していない人と比べて年に20回も少なかった。

ある研究では、心臓病の患者の1年以内の死亡者数を調査したところ、ペットを飼

育していないケースでは53人中3人にとどまった。これに対して、飼育していない場合は39人のうち11人も死亡した。

ペットを飼っている人は、飼っていない人と比べて健康状態が明らかに良く、長生きをする傾向にあるわけだ。これはオキシトシンという神経伝達物質の働きで説明することができる。

オキシトシンは「愛情ホルモン」とも呼ばれる物質。恋人同士や夫婦、家族、親しい友人らとのスキンシップの際に分泌され、ストレスや痛みの緩和、血圧を下げる働きなどがあり、認知症予防にも有効だとされている。ペットとふれあうときにもオキシトシンは分泌され、心も体も癒してくれるのだ。

ただ、住宅環境やアレルギーなどの理由から、ペットを飼えない人もいるだろう。こうした場合、ペットとのふれあいと同じような癒し効果を得る裏ワザがある。イヌやネコなど、好きな動物の大きなぬいぐるみを抱きしめる方法だ。

ぬいぐるみをギュッとするだけで、本物の動物とふれあっていると脳が錯覚し、オキシトシンを分泌する。だまされたと思って、ぜひ試してみよう。

Check!

アメリカのセレブは「瞑想」でイライラや不眠を解消

ビル・ゲイツをはじめとするアメリカのセレブ、エリートビジネスマンたちは瞑想法の一種「マインドフルネス」を好んで取り入れているという。ストレスを解消してリラックス効果を得られ、自律神経の調整や高血圧の抑制にも有効とされている。セレブ気分になって、ちょっとトライしてみてはどうだろう。

基本的なやり方を紹介しよう。①背筋を伸ばして椅子に座る。目は軽く閉じる。②おなかや胸がふくらむのを意識しながら息を吸う。呼吸の速さはコントロールしないで、そのときにやりやすいテンポで。③おなかや胸がちぢんでいくのを意識しながら息を吐く。これを10分間続ける。

呼吸に集中するうちに、心がおだやかになっていくのがわかる。マインドフルネスはいつ行ってもOK。慣れてきたら、少しずつ時間を伸ばしていってもいい。

Check!

老いは気から！「若づくり」が長生きの秘訣だった

「若づくり」はどうにもイタい。年齢を重ねたら、年相応の格好をしなければいけない。こう思っている人は、年齢よりも若い髪形や服装をしている人に比べて、早死にする可能性が高いことを知っているだろうか。

「病は気から」といわれるが、どうやら本当らしい。「老いは気から」と言い換えてもいいかもしれない。このことを証明したのが、米国ハーバード大学による興味深い研究。年齢よりも若い格好をすると、心と体はどういった影響を受けるのか、というテーマで行われたものだ。

研究の協力者たちに、若い人のような髪型にセットしてもらったり、髪の色を若々しい感じに染めてもらったりした。すると、髪を変える前よりも、多くの人の気分が良くなったことがわかった。

「若づくり」の影響は、心だけではなく体にも及んでいた。なかでも髪型を若々しくした女性の変化が著しく、全員の血圧が低下していた。心と体は密接につながっているので、自分を年齢よりも若く見せることで心が浮き立ち、その変化が体に好影響を与えたのだろう。

ハーバード大学が行った別の研究も紹介しよう。対象は70〜80代の男女。自分たちが50〜60代だった20年前に流行した服を身につけてもらい、そのころの映画を観たり、音楽を聴いたりしてもらった。

こうした生活を続けること1週間。たったこれだけで、炎症レベルの低下、運動機能の改善、脳の情報処理能力の上昇などが見られた。20年前に若返ったような気持ちになり、その心の動きに影響されて、体の機能まで若くなったのだと考えられる。

まだ高齢者とはいえない年齢の人は、いま好んで着ている服を着なくなっても、捨てないほうがいい。20年ほどたったあと、タンスから取り出して身につけてみると、気持ちが若返って体も元気になりそうだ。年相応の落ち着いた格好ではなく、若づくりこそが長生きの秘訣だと覚えておこう。

Check!

何歳になっても口紅をつけると、それだけで気持ちも体も若くなる

女性は何歳になっても、化粧をするのが大好き。最近は、化粧によって生活を豊かにし、ＱＯＬ（生活の質）の向上を図ろうとする「化粧療法（メイクセラピー）」という療法も注目されている。

東京都高齢者福祉施設協議会の報告によると、老人ホームを利用する中程度〜重度の認知症症状を示す女性を対象に、２週間に一度、３か月にわたって１回50分の化粧教室を開いたところ、明らかに認知症の進行がゆるやかになったという。

年齢を重ねた女性にとって、なぜ化粧が良い刺激になるのだろうか。心については、化粧をするだけでウキウキし、前向きな気持ちになっていく効果が大きい。精神状態が不安定で、うつや不安などがある人にもよく効く。こういった高齢者が化粧を楽しむと、ネガティブな感情が改善に向かうことがわかっている。

脳に対する好影響も忘れてはいけない。まず、どの化粧品を使おうかと、選ぼうとするときに脳が活性化。実際に化粧をする際には、容器をつかむ手や指の筋肉の運動になり、化粧水などを塗られる肌が刺激される。

加えて、化粧で変わっていく自分の顔を鏡で見るのは楽しいものだ。あ、きれいになったな、と思えるときには喜びも感じるだろう。こういったとき、脳内には好ましい働きをするホルモンが分泌されているはずだ。

化粧だけではなく、おしゃれ全般に興味を持つことは何歳になっても欠かせない。男性にとっても同じで、自分をより良く見せたいという気持ちを持ち続けよう。

自分や他人のファッションに対して関心の高い高齢者は、あまり興味のない人に比べて、地域活動やボランティアなどに積極的に参加しているという。おしゃれな人はメンタルヘルスが良好で、生きがいも感じているという調査もある。

口紅をつけるだけで、気持ちが晴れ晴れとして体調が良くなる。身だしなみに気を使うだけで、前向きな気持ちになれる。いまのうちから、おしゃれをする気持ちを失わないようにすることが大切だ。

Check!

ボケない人が心がけているのは、「脳トレ」よりも「人との会話」

長く人生を楽しみたいから、認知症だけは避けたい。こう願っている人は、活き活きと暮らしている先輩たちの習慣を真似してみよう。全然難しいことではなく、日々、誰かと会話をするのだ。

会話をしているとき、じつは脳はフル回転している。話を聞くときには脳の側頭葉にある「聴覚野」、聞いたことを理解するには「ウェルニッケ野」が働く。言葉にしようとする際には前頭葉の「ブローカ野」、口や舌を動かして話すには「運動野」が反応しなければいけない。会話の途中で何かを思い出すには前頭葉の深いところにある「海馬」、考えるには脳の大きな部分を占める「前頭前野」が仕事をする。

会話をするだけで、脳のさまざまな部分が刺激され、活性化するのだ。認知症予防の第一歩は脳をよく使うこと。気軽に会話できる相手をつくっておこう。

3章

長生きする人の
「食生活」の習慣、
ぜんぶ集めました。

Check!

長生きするのに
最も大事な習慣のひとつが食事。
元気で過ごす人生の先輩たちは、
意外に思える食べ方を
日ごろから実践していた！

Check!

年取ったせいか、最近太ってきたな…長生きする人は、そこでダイエットしない！

太っている人は生活習慣病になりやすく、長生きすることはできない。以前はこう考えられていたが、最近の研究を見ると、まったく逆の結果を示すものが多い。やや小太りの人のほうが寿命が長いというのだ。

身長と体重から肥満度を示す数値に「ＢＭＩ」というものがある。

体重〈kg〉÷身長〈m〉÷身長〈m〉

という式で割り出される世界共通の指標だ。判定基準は国によって異なり、日本肥満学会では「18・5〜25未満」が普通体重で、「25以上」が肥満、最も健康でいられる適正体重は「22」と定めてきた。

ところが、厚生労働省が40代以上の約35万人を10年以上にわたって追跡調査したところ、意外な結果が出た。最も死亡率が低くて健康だったのは、男性ではＢＭＩが

「25・0〜26・9」、女性は「23・0〜24・9」だったのだ。

男女とも適正体重をオーバーしており、身長170㎝の男性なら体重が約72〜78kg、身長160㎝の女性の場合は約59〜64kgにあたる。男性は従来の分類では肥満にあたり、女性は肥満ではないものの、美容体重を気にする人ならダイエットをしようと思う体型かもしれない。それなのに、いずれも最も健康で長生きできる体型なのだ。

米国オハイオ州立大学の研究でも、似たような結果が出ている。BMIと死亡率との関係を調べたところ、長く生きられる可能性が最も高いのは「もともと標準体重で、年を取るにつれて太り気味になる人」。次いで、「ずっと標準体重の人」「ずっと太り気味の人」「ずっとやせ気味の人」の順になった。

やや小太りのほうが寿命が長くなりやすいのは、やせている人よりも骨が丈夫で、骨折から寝たきりになる可能性が低い、免疫力が高くて肺炎などになりにくい、糖尿病を発症しにくい、などの要因が考えられるという。

太り過ぎが良くないのはもちろんだが、ある程度の年齢になったら、少々の体重オーバーならダイエットに励む必要はないようだ。

週1回、食べたいものを好きなだけ食べる！ストレスなしの体重管理が長寿の秘訣

Check!

年齢とともに基礎代謝が落ちるので、以前と同じような食事をしていると、少しずつ体重が増えていく。小太り程度ならＯＫだが、やはり肥満は生活習慣病の入り口なので、そこそこのところで体重を抑えておくことが大切だ。

そこで、太りやすい人は日ごろの食事管理が重要になってくる。かといって、絶対に食べ過ぎてはいけないとか、脂肪分の多い料理や甘いものは禁物だ、などと厳しく律していると、ついにはストレスに耐えかねて暴飲暴食に走る可能性がある。

我慢しきれないときのドカ食いが習慣になると、体重管理に影響が出るだけではなく、生活習慣病のリスクも高めてしまう。血糖値が急激に上昇することにより、血管が傷ついて動脈硬化を進行させてしまう恐れがあるからだ。

そうした事態を避けるため、上手に体重をコントロールし、年を取っても健康をキ

ープしている人の秘策にならってみよう。基本的には腹八分目を守りつつ、ときどき、「好きなものを満足するまで食べる日」を設けるのだ。

ラーメンや焼き豚が好きな人なら、その日はチャーシュー麺を注文する。揚げ物をセーブしている場合、天ぷらや豚カツを食べる。甘いスイーツが好物なら、間食にショートケーキを味わう、といった具合だ。

このような息抜きの日を設けると、ストレスがたまりにくいので、日ごろの健康管理が無理なくできる。あと3日で揚げ物が食べられる、好きなスイーツを味わえると思うと、頑張る気持ちが湧き出てくるというものだ。

ときどきしっかり食べる日を設けると、体重コントロールがしやすくなる、というメリットもある。いつも食事を控えめにすると、飢餓状態に陥ったのではないかと脳が判断し、摂取したエネルギーを体にため込もうとするからだ。

ときには多めに食べれば、飢餓状態ではなかったという判断を下し、エネルギーを無理なく消費するようになる。こうした「食べる日」は、週に1回くらい設けるのがいいだろう。

Check!

朝食で野菜たっぷりのみそ汁を飲む。この習慣がおすすめの理由

肥満を防ぐために、食事を1日2食に抑えている人がいるようだ。しかし、これはやってはいけないダイエット方法。ひどい空腹の状態で昼食をとることにより、血糖値が急上昇して肥満につながり、加えて血管も傷つけやすくなってしまう。

食後の血糖値という点では、朝食で何を食べるのかも重要なポイントとなる。長生きする人の多くはパンとコーヒーのみ、あるいはごはんとおかず1品程度だけで朝食を済ませてはいない。できるだけ野菜を多く食べるようにしているはずだ。

野菜に含まれる食物繊維には、糖質の吸収を遅らせて血糖値の急上昇を抑える働きがある。朝食で食物繊維を摂取すると、その効果は朝食後のみならず昼食後まで続き、食後の血糖値の上昇をゆるやかにしてくれるのだ。短時間でパッパッと作れる野菜たっぷり料理の代表はみそ汁。具だくさんのみそ汁を朝食に出すようにしよう。

Check!

脳出血を発症しにくい人は、毎日、朝食をしっかりとっている！

毎朝、ジュースや牛乳だけ飲んで出勤する人には非常に恐い研究報告がある。朝食抜きが習慣になっている人は、寿命が短くなる可能性が高い、というものだ。

国立がん研究センターと大阪大学が、8万人を超える中高年の男女を対象に共同研究。朝食をほとんど食べないグループは、毎日食べるグループに比べて、脳出血の発症リスクが36％も高かった。一方、脳梗塞やくも膜下出血、心筋梗塞については、発症との関連性は見られなかったという。

脳出血を引き起こす最も大きな原因は高血圧。とくに早朝に血圧が高くなると、リスクが高まることがわかっている。朝食を抜くと脳出血が起こりやすくなるのは、空腹からくるストレスなどによって、血圧が上昇するのが原因ではないかと推論された。

命に直結する脳出血を防止するには、毎日、朝食をとる習慣は欠かせない。

「長寿遺伝子」のスイッチON！長生きする人に共通する食べ方とは

Check!

長寿の人の多くが心がけている「腹八分目」の食事。生活習慣病につながる肥満を防ぐだけではなく、近年注目されているサーチュイン遺伝子、別名「長寿遺伝子」を刺激することも明らかになってきた。

サーチュイン遺伝子は活性酸素を取り除き、傷ついた細胞を修復するなど、寿命を延ばすために重要な働きをする遺伝子だ。しかし残念ながら、常に目いっぱい働いているわけではなく、いかに活性化させるのかがポイントとなる。この遺伝子を目覚めさせるスイッチのひとつが、カロリーを制限した食事なのだ。

まだサーチュイン遺伝子の全貌は明らかになっていないが、腹八分目の食事により、そのスイッチがオンになるのは間違いなさそう。元気で長生きしたいのなら、食べ過ぎは禁物だ。

Check!

科学が証明！何歳になっても記憶力がいい人は「腹八分目」

ただ長生きをするだけではなく、人生を楽しみながら寿命を延ばすには、脳を衰えさせないことが大切だ。脳を活性化させる方法はいろいろあるが、ここでは「腹八分目」との関連性について紹介しよう。

じつは摂取カロリーを抑え、腹八分目の食事を心がけると、ある程度の年齢になっても記憶力が高まる。明らかにしたのはドイツのミュンスター大学。平均年齢61歳の太り気味の男女50人を対象に、カロリーを30％制限した食事を3か月実施したところ、体重が2～3％減っただけではなく、記憶力が30％も向上していたのだ。

腹八分目の食生活が認知症に有効なのはすでにわかっており、この実験はそれを証明したことになる。体も脳も長く元気でいるために、毎食、満腹になるまで食べるのは避けるようにしよう。

Check!

脳卒中のリスクが低い長寿の人は、納豆を朝食ではなく、夕食のおかずにしていた！

納豆は朝食で食べる人が多いだろうが、脳卒中にならずに長生きする人は、夕食のおかずにするのが習慣になっているかもしれない。

日本が誇る発酵食品、納豆には健康維持に有効な成分が数多く含まれている。そのひとつが、たんぱく質分解酵素のナットウキナーゼだ。納豆を食べると、体内でこの独特の酵素が働き、血栓の主な成分であるフィブリンを分解し、血液をサラサラにしてくれる。

納豆の血栓を溶かす作用はとても強く、よく食べる人は脳卒中のリスクが32％低いという研究もあるほどだ。血栓ができやすいのは眠っている間。寝ているときの突然死を防ぐため、納豆を夕食でも食べるようにして、脳卒中の予防効果を一層高めてみてはどうだろう。

Check!

東日本のお年寄りはあまり骨折しない。その理由は、納豆をよく食べるから!?

寝たきりにつながる大腿骨などの骨折は、西日本よりも東日本のほうが発生率が低い。その要因として、東日本のほうが西日本よりも納豆の摂取量が多いからではないか、という推論がある。

あまり知られていないが、納豆は骨を丈夫にしてくれる。骨に関連する栄養として、カルシウムと並んで重要なのがビタミンK。あらゆる食品のなかでも、納豆はその含有量がトップクラスなのだ。閉経後の女性を対象にした研究では、納豆をよく食べるほど、骨粗鬆症《こつそしょうしょう》で骨折するリスクが低下することがわかっている。

納豆を1パック食べるだけで、ビタミンKの1日の摂取目安量をクリアできる。年を取っても骨折しにくい東日本の先輩たちを見習って、50代、60代のうちから納豆をたくさん食べるようにしよう。

納豆のアンチエイジングパワーが、老化を抑制する「オートファジー」を発動する！

Check!

納豆のすごいパワーはまだある。細胞の新陳代謝を高める「オートファジー」という作用を促してくれるのだ。東京工業大学の大隅良典《おおすみよしのり》栄誉教授が2016年、その仕組みを明らかにしたことにより、ノーベル生理学・医学賞を受賞した。

老化を抑制する機能としても注目され、多方面で研究が進められているオートファジー。これを活発に働かせるのに必要なのが、ポリアミンというアンチエイジング成分だ。発酵食品などに多く、なかでも納豆には飛び抜けて豊富に含まれている。納豆をよく食べる長寿の人は、知らないうちに体を若々しく保っていたわけだ。

ポリアミンには体内時計のズレを修正する働きもある。年を取ると体内時計が乱れやすくなり、ひどい場合は生活習慣病やうつ病などにつながってしまう。この非常に有効なポリアミンを摂取するためにも、納豆をよく食べることは欠かせない。

Check!

元気な長寿はスイーツ好き？記憶力も活力も衰えない、その驚きの効果

肥満は万病のもとなので、スイーツなどの甘いものは禁物。こう思っている人もいそうだが、ときどき味わう人のほうが脳の働きが衰えにくく、活力ある日々を過ごせる可能性がある。

米国バージニア大学の研究で、アルツハイマー型認知症の人に砂糖を摂取してもらったところ、記憶力が大幅にアップ。摂取しない人と比べると、文章の記憶テストの点数が2倍になったという。砂糖が分解されてできるブドウ糖が、脳の働きを高めたのだと考えられる。

スイーツにはやる気や喜びを感じさせる神経伝達物質、別名「幸せホルモン」のドーパミンを分泌させる働きもある。食べ過ぎは論外だが、いくつになっても生きる意欲を高めるのに有効なのだ。時にはスイーツを味わってみてはどうだろう。

Check!

ニンニク好きのパワフルおじさんは血管が強くて、長生きする

ニンニク料理が大好きなおじさんは、脂ぎっている感じで印象があまり良くないかもしれない。とはいえ男女を問わず、長く人生を楽しみたいのなら、ニンニク好きのほうがいい。動脈硬化が進行しづらく、平均寿命よりも長生きしそうだからだ。

世界的に権威ある医学誌に、ガーリックパウダーを毎日0・3g摂取し続けたグループは、摂取しないグループと比べて、血管の弾力性がはっきり上回っていたという論文が掲載された。ニンニクには血管を若くするパワーがあるのだ。

血管の弾力性に強くかかわっているのは、血管内壁の細胞から放出される一酸化窒素。ニンニクを食べると、含まれている有効成分の作用によって一酸化窒素が多く放出され、血管の弾力性が増したと考えられる。ニンニクには抗酸化作用の高い有効物質も含まれており、アンチエイジングには欠かせない食材だ。

Check!

長寿の有名医師は、90代でもステーキを食べていた

年を取るにつれて、脂っこい料理を敬遠する人が多くなる。粗食こそ長生きの秘訣だと、菜食中心の食生活に寄せていく人もいるだろう。しかし、元気に年齢を重ねている人は、決して粗食を習慣にすることはない。

高齢になるほど、意識して摂取する必要があるのがたんぱく質。不足すると筋肉が減り、心身ともに老い衰えた状態である「フレイル」になってしまう。これでは血液も十分に作れなくなるので、免疫力の低下なども起こる。

たんぱく質を摂取するには、肉を食べるのがいちばんだ。100歳を超えても医師を続けた日野原重明先生は、94歳のときに受けたインタビューで、「週に2～3回はステーキを食べている」と答えた。長寿の大先輩にならって、何歳になっても肉をしっかり食べるようにしよう。

Check!

年齢を重ねても元気な人ほど、コレステロールは気にせず食べる

成人病検診の結果が返ってくると、真っ先にチェックしたくなるのがコレステロール値だろう。この数値が高いと動脈硬化が進み、心筋梗塞や脳梗塞などのリスクも高まっていく。

コレステロールが含まれている食品といえば、脂身の多い肉類と卵。年を取るにつれて敬遠する人も多そうだが、そういった食生活では、筋肉などに必要なたんぱく質も不足する恐れがある。コレステロールは決して悪者ではない。細胞膜やホルモンのもととなり、脳などの神経伝達を促す重要な役割も担っている。体内でもつくられるが、若いときよりも合成能力がだんだん衰えていくのも問題だ。

高コレステロール血症の人は除き、肉や卵をむやみに遠ざける必要はない。元気に年齢を重ねる人ほど、若いころと変わらず積極的に食べているものだ。

Check!

健康で長生きするキーワード、「抗酸化作用」の高い食品を好んで食べる

体の老化を促進させる作用のひとつに「酸化」がある。何かが酸素と結びついて、性質が変わってしまうことだ。

この酸化は「サビ」ともいわれる。鉄製の釘が赤茶色にサビるのは、鉄が酸素と結びついて酸化するからだ。サビた釘はもろくなって、表面はもうボロボロ……。同じような現象が、じつは人間の体のなかでも起こっている。

体内で酸化を引き起こす主役は、取り入れた酸素がほかの物質と結びついて生まれる「活性酸素」。ものを酸化させる働きが非常に強く、正常な細胞を攻撃して、傷つけたり死滅させたりする。血管も老化させて動脈硬化が進行し、さまざまな生活習慣病につながってしまう。

健康で長生きするには、体の酸化をできるだけ抑えなければならない。そのための

キーワードが「抗酸化作用」だ。

食品に含まれる抗酸化作用の高い成分を摂取すれば、活性酸素による酸化を抑えて、老化のスピードをゆるめることができる。アンチエイジングや生活習慣病予防には欠かせないものだ。

実際に長生きをしている人は、意識するしないにかかわらず、日ごろから抗酸化作用の高い成分をたっぷり取り入れている。体をサビた釘のようにボロボロにしたくないのなら、そうした老化をゆるやかにする食生活を真似してみよう。

抗酸化作用の高い成分には、緑黄色野菜に含まれるβ-カロテンをはじめとする天然色素のカロテノイド、果物や赤ワイン、緑茶、コーヒー、高カカオチョコなどから摂取できるポリフェノール、多くの野菜や果物に豊富なビタミンC、植物油やナッツ類、ゴマなどに含まれるビタミンEといったものがある。

これらを日々摂取すると、活性酸素の働きを邪魔し、体の老化を遅らせることが可能だ。こうしたメカニズムを知っても、「野菜は好きじゃないから……」などと、あまり食べようとしない場合、寿命は思ったよりも早く尽きるかもしれない。

Check!

長生きする人は、アジフライより、アジの刺身を選ぶ

アジのフライをよく食べる人よりも、刺身やたたきが好きな人のほうが老化しにくい。これは「糖化」というメカニズムから導き出される長生きの秘訣だ。

酸化と並んで、体を老化させる大きな要因のひとつが糖化。体のたんぱく質が余分な糖と結びつき、体温によって加熱されて劣化する現象のことをいう。酸化の「サビ」に対して、糖化は「コゲ」とも表現される。実際、若いときには白かった軟骨のコラーゲン組織は、年を取るにつれて、まるで焦げたように茶色くなっていく。

糖化は体中のさまざまな組織で起こり、終末糖化産物〈ＡＧＥｓ〉という厄介な物質を作り出す。ＡＧＥｓは骨や血管、目、内臓、皮膚などに少しずつ蓄積していき、やがて骨粗鬆症や動脈硬化、白内障、心臓や腎臓の病気、肌のシミやシリなどを引き起こしてしまう。

残念ながら、体の糖化をストップさせることはできない。しかし、そのスピードを落とすのは可能だ。余分な糖がたんぱく質と結びつくのを防ぐため、糖質の多い食品を食べ過ぎないことが対策のひとつとなる。

加えて、食品に含まれているＡＧＥｓの一部も体内で蓄積されるので注意が必要だ。ひと目でそれとわかるのが、食品の焦げた部分。メイラード反応によって生まれる香ばしい部分は、じつはＡＧＥｓそのものなのだ。

こうした食品中のＡＧＥｓは高温で調理されたものほど多くなる。最も少ないのは「生」の状態の食品で、そこから「蒸す」「ゆでる」「煮る」「炒める」「焼く」「揚げる」の順に増えていく。

冒頭で紹介したアジ料理の場合、最もＡＧＥｓの少ないのが刺身やたたき。これに対して、おいしそうに色づいたアジフライにはＡＧＥｓがたっぷり含まれており、食べ過ぎを控えたい料理ということになる。

メイラード反応は料理の味わいのひとつなので、すべてを避けるというわけにもいかないが、やはり高温で調理する料理は食べ過ぎないほうが賢明だ。

Check!

ハムなどの加工肉はおいしいけれど…長寿の人が好まないのにはワケがあった！

ハムやソーセージ、ベーコンなどの加工肉は調理が簡単。ファストフードでもよく使われるので、口にする機会は多いかもしれない。しかし、糖化のメカニズムをよく知る人は、年を取るほど頻繁に食べようとはしないのではないか。

糖化の面から見れば、加工肉は老化を最も進ませやすい食品。1日に摂取するAGEsの量は、多くても7000～1万ku（キロユニット）程度にとどめたいとされている。ところが、焼いたソーセージ100gは、それだけで1万ku超え。長時間、加熱して作る加工肉には、群を抜いてAGEsが多く含まれているのだ。

極端に神経質になって、加工肉をシャットアウトすることはない。とはいえ、老化防止という観点からいえば、たっぷり食べた翌日は蒸し料理の和食にする、といったフォローをしたほうがいいだろう。

若々しさを保っている人の共通点。清涼飲料水は飲まない！

老化を促す糖化を避けようと、揚げ物を控えめにするなど食べるものに注意する。その一方、飲みものには無頓着で、清涼飲料水はゴクゴク飲む。こうした日々をすごしていると、老いるスピードを抑えるのは難しいかもしれない。

近ごろの清涼飲料水は砂糖で甘みを出さず、多くの場合、「ぶどう糖果糖液糖」「果糖ぶどう糖液糖」といった人工甘味料を使っている。これらで問題なのは、果糖がたっぷり入っていること。果糖はブドウ糖と比べて、糖化を10倍も速く進行させる。清涼飲料水を毎日大量に飲んでいると、体のなかでどんどんＡＧＥｓを生み、糖化による老化を進めてしまいかねない。

老化スピードをゆるめ、長く元気で過ごしたいのなら、清涼飲料水の購入はほどほどにしておくことをおすすめする。

Check!

揚げ物を食べるときは、レモンや酢の物を添える

糖化のメカニズムを理解すると、料理の焦げが気になるようになるかもしれない。とはいっても、毎日、蒸し料理やゆで料理を食べるのは味気ない。やはり、メイラード反応はおいしさを感じる要素のひとつでもある。

そこで、年齢を重ねても健康でいたいけれど、香ばしいものも食べたいという人は、酢のパワーを借りてみよう。食酢のpHは1・8〜3・8程度。こうした酸性の環境下では、たんぱく質と糖が結びつきにくく、糖化があまり起こらないのだ。

この糖化抑制効果を利用し、フライや天ぷらを主菜にするときは、酢の物を副菜にするのがおすすめだ。唐揚げを食べるときに、pH2・3程度のレモン汁をかけるのもいい。鶏肉に下味をつけるときにレモン汁を加えると、揚げる際の糖化の進行を一層抑えることができる。料理のなかで、酢を上手に利用してみよう。

Check!

バーベキューの新常識…
肉はビールでマリネしてから焼く?

ここ数年、バーベキューを楽しむ人が増えたという。直火で焼いた肉は香ばしくて最高の味わいだ。ただし、肉を焼くと老化に関連する糖化を進行させることは覚えておきたい。高温で調理すると、どうしてもAGEsが発生してしまうからだ。

そしてバーベキューの最中、歓迎できない現象がもうひとつ起こる。がんの発症にかかわる物質が生まれることだ。

炭などの直火で肉を焼くと、脂が溶けてしたたり落ちる。それが炭に触れたとたん、「ジュッ!」という食欲をそそる音とともに、炎と煙が舞い上がる。炎で炙られ、煙でいぶされて、肉は一層香ばしく焼き上がっていく。がんの原因となる物質が生まれるのは、まさにこのときだ。

問題なのは、煙と炎に含まれている多環芳香族炭化水素(PAH)。大腸がんや膵臓がん、前立腺がんなど、さまざまながんのリスクを高めることで知られている危険な化学物質なのだ。

直火のバーベキューで調理した肉のほか、しっかり焼いたウェルダンのステーキなどに多く、燻製肉に含まれていることもある。車の排気ガスやタバコの煙からも検出される物質だといえば、危険性の高さが理解できるのではないだろうか。

PAHが持つリスクを考えると、頻繁にバーベキューをするのはやめたほうが良さそうだ。とはいえ、バーベキューの開放感と肉のおいしさは捨てがたい。そこで、安全性を高めるためにひと工夫する調理方法を紹介しよう。

参考になるのは、ポルトガルのポルト大学による研究だ。3タイプのビールで豚肉を4時間ほどマリネし、炭火焼きをしたうえでPAHの濃度を測定したところ、黒ビールを使ったものは濃度が53%も低くなったという。次いでノンアルコールビールが25%減、ピルスナービールが13%減という結果になった。

ビールでマリネすると、肉を軟らかくする効果も得られるので、一石二鳥の下ごしらえといえそうだ。今度、バーベキューをするときに試してみてはどうだろう。

血管が若々しく、認知症にもなりにくい。長生きしている人は、青魚が大好き

魚を食べると頭が良くなる、とよくいわれる。中高生が食べてテストの点数が上がるかどうかはわからないが、高齢者の脳の働きを向上させるのは本当だ。東北大学が約1万3000人の高齢者を対象に調査をしたところ、日ごろから魚をよく食べる人ほど、認知症のリスクが低いことがわかった。

認知機能に関する効果は、魚に含まれている「DHA（ドコサヘキサエン酸）」という脂質によるものだ。

マルハニチロが島根大学などと共同研究を行い、DHA入りの魚肉ソーセージを1日2本、1年間食べてもらったところ、認知機能や記憶力が明らかに向上したという報告もある。

魚の油として、DHAとともに重要視されているのが「EPA（エイコサペンタエ

ン酸)」。どちらも体に良い影響を与える不飽和脂肪酸の一種で、そのなかでも「オメガ3」というタイプに分類される。

オメガ3の有効性は非常に高い。特筆されるのは血管をサラサラにする効果で、血栓ができにくくなり、心筋梗塞や脳梗塞の発症リスクが低下する。炎症を抑える効果もあり、細胞が傷つくのを抑えてくれる。

老化に関連するものでは、肌のターンオーバーを促す働きも見逃せない。魚をよく食べていると、年齢以上に若い肌を保てる可能性があるわけだ。

オメガ3は体内で作ることができないので、食品から摂取しなければならない。DHAやEPAが多いのは大衆魚の青魚で、なかでもタイセイヨウサバ(ノルウェーサバ)とサンマに多く、イワシやマサバなどにもたっぷり含まれている。ほかにクロマグロのトロ、旬のブリなどにも豊富だ。

DHAやEPAは調理によっては流出しやすいので、できれば生で食べたい。とはいえ、揚げ物にしても半分程度、焼き魚なら9割近く残るので、とにかく頻繁に食卓に並べたり、ランチの定食で食べたりすることを考えよう。

Check!

105歳の天寿を全うした有名医師は、毎朝、オリーブオイル入りジュースを飲んでいた

長寿の医師として名を馳せた日野原重明先生は、毎朝、ジュースにオリーブオイルを入れて飲んでいたという。長く健康を保った秘訣のひとつだったのだろう。

オリーブオイルは健康効果が高く、しかも日常的に使いやすい植物油。心臓病の発生率が極めて低いことで知られる地中海沿岸地域の食事は、このオリーブオイルをよく使うのが大きなポイントだ。主成分である不飽和脂肪酸の一種、オレイン酸には悪玉コレステロールを減らす働きがあり、加えてポリフェノールやビタミンEなど、抗酸化作用の高い成分も含まれている。

オリーブオイルを積極的に摂取するには、日野原先生のようにジュースに加えるのもいいアイデアだ。なかでもおすすめはトマトジュース。トマトに含まれているリコピンはオリーブオイルと相性が良く、あわせて摂取すると吸収率がぐっとアップする。

Check!

年を取っても健康で、脳の働きもバッチリ！ そんな人は肉や魚、野菜を先に食べる

ごはんよりも野菜を先に食べる「ベジファースト」や、たんぱく質の豊富な肉や魚を最初に口にする「ミートファースト」が注目されている。普段から実行している人も多いのではないだろうか。

これらの食べ進め方は、ダイエットを成功させる優れた方法として有名だ。糖質の多いごはんやパンを先に食べると、血糖値が急上昇する。血管に負担がかかる状態を抑えようと、膵臓からインスリンが分泌され、その働きによって血糖値は低下。しかし、調整しきれずに余った血糖は、中性脂肪として蓄えられてしまう。

一方、ベジファーストを心がけると、食物繊維の働きによって糖の吸収がゆるやかになり、血糖値が急上昇しない。ミートファーストの場合、たんぱく質の摂取が引き金になって、血糖値の急上昇を抑えるホルモンが分泌される。こうした働きから、ご

はんやパンから口にする食べ方よりも太りにくいというわけだ。

ベジファーストやミートファーストは、ダイエット方法としてとらえられることが多いが、健康で長生きするためにも有効な食べ方といえる。

血糖値の急上昇・急降下は、近年、「血糖値スパイク」という言葉でも表現される。スパイクとは「とげ」の意味。血糖値の動きをグラフにしたとき、一気に上がって下がるところが、まさしくとげのように示されるからだ。

血糖値スパイクが起こると血管に大きな負担がかかる。食事のたびに繰り返されると動脈硬化が進行し、心筋梗塞や脳梗塞、がんなどのリスクが高くなり、認知症にもなりやすいとされている。

また、血糖値が急上昇・急降下すると、脳の血管を流れる糖の量も不安定になる。このため、脳が疲れてしまって、うつの症状を引き起こしやすいこともわかってきた。本格的にうつ病を発症すると大変だ。東京大学の研究で、精神疾患の患者は平均寿命が20年以上短いと報告されている。

ダイエットが必要でない人も、ベジファーストやミートファーストを習慣にしよう。

Check!

孤独な食事は「うつ」の原因にも…元気で長寿の人は誰かといっしょに食卓を囲む

食品加工会社キューサイが100歳以上の100人と家族を対象に、長寿の秘訣を探った生活実態調査が興味深い。注目されるのが、「食事のときは誰かと食卓を囲んでいるのか」という質問。8割以上の人が1人ではなく、家族や友人らと食事を楽しんでいると答えた。長生きする人のほとんどに、孤食の習慣がなかったのだ。

誰かと食事をすると食欲が増し、より多くの栄養を摂取できる。ときどき子や孫と食事をするだけでも、スケジュールを調整したり、何を話そうかと考えたりする必要があり、脳が刺激されて活性化する。

とくに高齢の男性にとって、孤食はうつ病の危険因子のひとつ。50代、60代のうちから、家族との関係を良好にしておこう、家族がいない場合は、食事をともにできる友人や知人を作っておくことが大切だ。

Check!

健康で長生きする人は、果物の皮をむかないで食べている!?

リンゴやブドウを食べるとき、口当たりが良くないからと、口にする前に皮をむく人は多いだろう。しかし、この行為はじつにもったいない。みすみす抗酸化作用の高い部分を捨てているのだから。

長生きをして心臓が丈夫な人は、リンゴでもブドウでも、皮をむかずに食べることが多いのではないか。果物の皮には、体の酸化を抑えるポリフェノールがたっぷり含まれているからだ。肉料理を好むフランス人に心臓病が少ないのは、ブドウを皮ごと使う赤ワインを好むのが理由だといわれている。

果物や野菜の皮が持つ健康効果は大きく、がんを予防する働きがあることもわかっている。ほかにはピーナッツやアーモンドなど、ナッツ類の皮もポリフェノールが豊富。食べられる皮は捨てないようにしよう。

Check!

白米を玄米に、食パンを全粒粉パンに。元気に年を重ねている人は、もうやっている！

近ごろ糖質制限によるダイエットが人気だが、そもそも糖質は最も手軽に摂取できるエネルギー源。ごはんの食べ過ぎやラーメン大盛りなどは避けたいが、糖質を制限し過ぎると、かえって健康をそこねてしまう恐れがある。

糖質が悪者にされるのは、血糖の動きと密接に関連し、肥満につながったり動脈硬化を進行させたりするから。では、そういったトラブルを引き起こさない食べ方をすればいい。ポイントのひとつが、糖質を後回しにして食べるベジファーストやミートファースト。そしてもうひとつが、糖質が含まれていても血糖値が急上昇しない食品を選んで食べることだ。

健康的に年を重ねている人の多くは、すでに実行しているだろう。たとえば、ごはんは白米ではなく玄米にする。パンなら食パンではなく、全粒粉パンを朝食でとるといった具合だ。

これは「ＧＩ値（グリセミック・インデックス）」という指標で説明される。食品ごとの血糖値の上昇具合を示す指標で、ブドウ糖を１００として数値化したものだ。数値の高さによって、「高ＧＩ食品」（70以上）、「中ＧＩ食品」（56～69）、「低ＧＩ食品」（55以下）に分類。太りやすくて血管が傷つきやすいのは高ＧＩ食品、脂肪がつきにくく血管の負担が少ないのは低ＧＩ食品だ。ＧＩ値が低いものには食物繊維が豊富に含まれており、食品中の糖がゆるやかに吸収される。

主食で見ると、高ＧＩ食品は白米やもち米、食パン、フランスパン、うどん。中ＧＩ食品はライ麦パンやパスタ。低ＧＩ食品には玄米や五穀米、全粒粉パン、そばなどが含まれている（※調査方法によって、分類は若干異なる）。

ひとことでいうと、白いものよりも茶色っぽい食品のほうがＧＩ値は低い。これは食物繊維が豊富な皮や胚芽が残っているからだ。皮や胚芽には抗酸化物質やミネラルなども含まれており、茶色っぽい食品からはこうした栄養成分も摂取できる。主食が白い人は、早く切り替えよう。

Check!

80歳、90歳になっても記録力がいい人は、長年、お茶を飲みながら食事をしている

高齢の人にはお茶好きが多い。食事のときはもちろん、ちょっと一息つくときにもお茶を一杯。こうして1日何杯も飲む人は、年を取っても記憶力が低下しにくいことを知っているだろうか。

お茶好きには喜ばしく、飲まない人には恐ろしい報告をしたのは、国立長寿医療研究センター。1693人を対象に緑茶の摂取量と脳の海馬との関連性を調べたところ、1日あたり1杯（100㎖）飲むごとに海馬の年間萎縮率が2・4％減少した。

海馬に好影響を与えるのは、緑茶に含まれるカテキンなどのポリフェノールだと考えられている。脳のなかでも記録をつかさどる重要な領域が海馬。その萎縮していく度合いをゆるめ、脳の元気を保ちながら年を重ねることができるのだから、いまのうちから緑茶をたっぷり飲んでおきたいものだ。

Check!

紅茶が好きなオーストラリアの高齢女性は、なぜ骨折しにくいのか？

大腿骨を骨折すると、その後の5年生存率が50％も低下してしまう。女性は骨粗鬆症によって骨がもろくなりやすいので、年を取ると十分注意する必要がある。

転倒しないように心がけるとともに、毎日の習慣にしたいのが紅茶をよく飲むことだ。オーストラリアの75歳以上の女性たちを追跡調査したところ、紅茶を1日3杯以上飲む人は、週1杯以下しか飲まない人と比べて、骨粗鬆症による骨折が30％も少なかったという結果が出た。

この健康効果は茶葉に含まれるポリフェノールの一種、カテキンが発酵して生まれるテアフラビンによるものだと考えられる。女性は閉経後、骨密度が減少する傾向にあるので、朝食や昼食後の紅茶を習慣にして骨を丈夫にしてはどうだろう。ただ、夕食後に飲むと、カフェイン効果で眠りにくくなる場合があるので要注意だ。

4章

長生きする人の
「体を動かす」習慣、
ぜんぶ集めました。

Check!

運動は大事だけれど、
目いっぱい動く必要はない?

「早歩き15分」「こま切れ運動」

「貧乏ゆすり」「ちょこまか動く」

長寿の人のプチ運動を見習おう。

やっぱりウォーキングはすごかった。1日1000歩多く歩くと、死亡リスクが15％減る！

Check!

健康のためには運動が欠かせない。なかでも効果的なのはウォーキングだ。心拍数が上がって血流が良くなる、血糖値が下がる、内臓脂肪を燃焼させる、骨を刺激して骨粗鬆症を予防する、下半身の筋肉を鍛える、といった数多くのメリットがある。

ウォーキングといえば、「1日1万歩」という目標が知られている。しかし、これをクリアするのは大変だ。通勤だけで1日往復30分以上歩くような都市部の人でも、まだ数千歩は不足する。日常的に車を利用している地方暮らしの人なら、毎日達成するのは不可能に近いだろう。

それでも頑張ってきた人には残念な話だが、無理をして1万歩を目指す必要はない。それほど歩かなくても健康効果は十分得られる、という研究が近年続出している。

米国の研究によると、8000歩くらいまでは、歩けば歩くほど寿命が延びる傾向にある。ところが、その歩数から効果は足踏みをはじめ、より多く歩いてもあまり変わらない、という結果になった。

日本では「中之条研究」といわれる調査がよく知られている。群馬県中之条町の高齢者5000人を対象に、15年にわたって生活行動データを集めたものだ。この研究によると、1日に早歩きのウォーキングを20分行い、トータルを8000歩にするのがベストだと結論づけている。

ただ、日ごろの生活を考えると、1日8000歩も難しそう……と思う人もいるだろう。そうした人は、まず1000歩増やすのを目標にしてみよう。

ポーランドのウッチ医科大学の研究で、1日に1000歩多く歩くだけで、何らかの原因で死亡するリスクが15％低下することが明らかになった。1000歩が難しい場合は、500歩増やそう。これでも心疾患の死亡リスクが7％下がるという。

健康長寿を手に入れた人は、早死にする人と比べると、より多く歩く人生をおくってきたはずだ。まずは5000歩、1000歩増やすことからはじめて、1日8000歩を目指してみよう。

やっぱりウォーキングはすごかった。1日15分の早歩きで、寿命が3年延びる！

Check!

それほど運動が好きではなくても、健康を保って長生きしている人は少なくない。そういう人生の先輩たちも、長年、ある程度の時間は軽めの運動をこなしてきたのではないだろうか。

台湾の平均約8年間にわたる大規模な追跡調査によると、1日15分程度でも、「中程度の運動」を行っていた人は、まったく運動しない人や、普通に歩くだけの人と比べて、あらゆる原因の死亡率が14％低く、寿命は3年も長いことがわかった。

「中程度の運動」とは、早歩きのウォーキングのような運動だ。これがジョギングになると「強度の高い運動」、ランニングは「最強度の運動」、普通のスピードの歩きは「弱度の運動」に分類される。

「健康のためにジョギングを毎日15分しましょう」とすすめられても、運動嫌いの人は腰が引けて実行する気にはならないだろう。けれども、「早歩きのウォーキングを1日15分でいいですよ」といわれたらどうか。

受け止め方がまるで違って、これなら自分でもできそうと思うのではないか。無理して時間をつくらなくても、通勤や買いもののとき、ちょっと出かけたり散歩をしたりするときなどに気軽に試せそうだ。

台湾の調査では、中程度の運動をより長く行うと、それにともなって健康効果がより高くなり、がんや心臓病などを発症しにくくなると判明した。

ただ、その関連性も1日90分まで。それ以上運動しても効果はなく、寿命も延びないことがわかった。

こうした運動効果は、年齢や性別にかかわらず、誰でも得られると明らかになっている。持病の有無、飲酒や喫煙の習慣があるかないかも関係なく、中程度の運動をすれば確実に健康効果を手に入れられるという。

まずは、通勤や買いものに出かける際など、移動中に早歩きをすることからはじめてみてはどうだろう。

Check!

歩くのが早い人は、ゆっくり歩く人より20年も長生きする！

あなたはゆっくり歩くよね、と言われたことはないだろうか。落ち着いた印象を与えたのかな、と喜んでいてはいけない。そのままの歩き方を続けていると、いまぼんやり想像しているよりもかなり早く死ぬかもしれない。

それほど高い年齢ではなく、体をまだ動かしやすいうちから、早く歩くことを習慣にしておこう。早歩きと寿命の関連性は非常に強く、早足で歩くのが身についている70代、80代の人はまだまだ長生きしそうだ。

ウォーキングの健康効果について、近年、欧米で大規模な調査の結果が次々と報告されているので紹介しよう。

47万人以上を調べた研究では、「歩くのが速い」と自己申告した男性の推定寿命は85・2～86・8歳、女性は86・7～87・8歳とされた。これに対して、「ゆっくり歩く」と答えた男性の推定寿命は64・8歳で、女性は72・4歳。男性では20歳以上、女性は15歳ほど寿命が違うという結果になった。

65歳以上の男女約3万5000人を対象にした研究でも、同じような傾向が明らかになった。男性の場合、秒速1・6m（時速5・76km）で歩く人の平均寿命は95歳以上と非常に長い。一方、秒速0・8m（時速2・88km）なら平均寿命は約80歳と、15歳以上も短くなった。速く歩く人は長く生き、ゆっくり歩く人は早死にする傾向は女性でも同じだった。

お茶の水女子大学の研究では、歩く習慣はコレステロールの数値にも影響を与えることがわかった。1日30分以上、週に計2時間以上、早歩きウォーキングをしている人は、動脈硬化を抑える働きのあるHDL（善玉）コレステロールが増加した。心臓病や脳卒中のリスクが低下するので、やはり寿命は長くなるだろう。

こうした研究結果はまだまだ数多くある。ちょっと汗をかく程度の早歩きウォーキングを習慣にすると、大きな健康効果を得られて、寿命は確実に延びていく。試さない手はないだろう。

もうエスカレーターは使わない。階段を上るたびに健康寿命が長くなる

Check!

坂道を登った先に家がある。または、自宅の1階と2階をしょっちゅう行ったり来たりする。階段の上り下り効果を調べた研究データによれば、こういった足腰をよく使うシニアは長生きする可能性が高い。

名古屋市立大学では、身近な環境を生かせる運動を探るため、階段を使った運動効果を研究。その結果、椅子から立ち上がるときの負荷を「1」とした場合、平地の歩行は「0・4」しかなかった。これに対して、階段を上るときには「1・3」、1段飛びに上がると「1・7」まで負荷がアップ。坂や階段をよく上る人は、それだけで足腰が鍛えられるというわけだ。

ビルや駅ではエスカレーターは極力使わず、階段を上るようにしよう。雨の日の運動として、家の階段を上り下りするのもいいかもしれない。

早朝ウォーキングが続いている人は、枕元にトレーニングウェアを置いている

日ごろの運動不足を反省し、ウォーキングを習慣にしようと考えた。早朝に実行しようと決めたものの、目覚めてもやる気が起こらない。まあ明日から……と布団をかぶって二度寝する。これでは、運動習慣をつけることは絶対にできない。10年、20年たつうちに、体にトラブルが続出しそうだ。

早朝にウォーキングしたいのなら、行動に移したくなるような工夫をしておこう。長年、朝の散歩が習慣になっているお年寄りのなかには、起きたらすぐに出かけられるように、枕元に運動用の服やジャージを置いている人がいる。その準備の仕方にならって、ウェアや帽子を用意しておくのだ。

目覚めたとき、これらが目に入ったら、「そうだ、歩くんだ」というやる気が湧いてくるはず。有効な方法なので試してほしい。

1人よりも夫婦や仲間といっしょのほうが、ウォーキングの長生き効果が上がる？

Check!

ウォーキングにぴったりの公園や堤防沿いの道で、よく年配の人たちは夫婦や仲間といっしょに楽しそうに歩いている。

この歩き方は、脳と体の仕組みから見て正解だ。得られる健康効果が一層高くなって、長生きの実現につながるだろう。

運動するのなら、複数で行うほうがいい。マウスを何匹かで運動させると、1匹で運動させた場合と比べて、脳の海馬の神経細胞が増えることがわかった。この傾向は人間でも同じで、1人でウォーキングするよりも、気心の知れた人といっしょに歩いたほうが、より健康に対する好影響を得られる。

配偶者を誘って、あるいは親しい友人に声をかけて、いっしょに汗を流すようにしたいものだ。

Check!

健康長寿の人は、晴れた日の散歩が日課。日光＋運動で骨が丈夫になる！

骨折は寝たきりにつながる大きなトラブル。防ぐためには、いまのうちから骨を丈夫にしておく必要がある。

骨を強くする習慣といえば、カルシウム豊富な食品を食べることに尽きる。こう考える人は多いだろうが、ほかにも大事なポイントを忘れてはいけない。ひとつは骨の形成を促す適度な運動。もうひとつが日光を浴びて体内でビタミンDを合成し、摂取したカルシウムの吸収率を上げることだ。

ふたつの要素を効率良く満たすのが、晴れた日のウォーキング。高齢者がよく行っている、お日様のもとでの散歩は非常に有効だったのだ。ビタミンDは脳の認知機能にも影響するので、日光を浴びる習慣は老後の人生で一層重要になっていく。紫外線に当たり過ぎないように、肌をあまり露出させないで歩くようにしよう。

あのおじいさん、貧乏ゆすりなんかして…。でも、そんなクセが寿命を長くする⁉

Check!

電車の前の席に座って、小刻みにひざを動かし続けているおじいさん。イライラするなあ、やめてほしい……と思う人は多いだろう。しかし、そのおじいさんが長生きをしているのは、貧乏ゆすりがクセになっているおかげかもしれない。

人に不快感を与える貧乏ゆすりには、じつは大きな健康効果がある。英国ロンドン大学とリーズ大学の共同研究を紹介しよう。37歳から78歳の女性1万2778人を対象に、座る時間や貧乏ゆすりの頻度、死亡リスクとの関係などを調べたものだ。

その結果、貧乏ゆすりをほとんどしないグループ（10段階のなかでレベル1～2）では、1日7時間以上座る人たちは、5時間未満しか座らない人たちに比べて死亡リスクが30％高かった。

これに対して、貧乏ゆすりをある程度行うグループ（レベル3～4）と、頻繁に行うグループ（レベル5以上）では、7時間以上座っても死亡リスクは高まらなかった。さらに、貧乏ゆすりを頻繁に行うグループでは、1日に5～6時間座っていても死亡リスクは下がっていた。

座る時間が長いほど健康に悪影響を与えるが、貧乏ゆすりによって十分カバーでき、頻度によっては逆に寿命を延ばせるわけだ。

この研究では、貧乏ゆすりをする人たちに肥満は少なく、健康に関する数値が良いこともわかっている。健康になると何だか貧乏ゆすりをしたくなる、というのは変な話。貧乏ゆすりを習慣にしていると健康を維持できる、と考えるのが自然だ。

貧乏ゆすりは、ふくらはぎの筋肉の運動といえる。全身に血液を送り出すために重要な働きをするのがこの筋肉。貧乏ゆすりでふくらはぎを動かすと、全身の血流が良くなり、むくみや冷え性が改善され、血栓ができにくくなって怖い病気のリスクも低下する。クセになると筋肉の維持につながり、余分な脂肪を燃やすこともできる。

健康長寿に対してメリット一杯の貧乏ゆすり。人前ではちょっと支障があるので、見られないところで意識して行ってみてはどうだろう。

Check!

年を取っても健康で、足腰もしっかり。そんな人は何かとちょこまか動く

健康寿命を延ばすためには、早歩きのウォーキングなどの運動をするのがいちばん。とはいえ、忙しくて時間をなかなか取れない人もいるだろう。そうした人の場合、日常生活のなかで、できるだけ動くことを意識するようにしよう。

年齢を重ねても元気で、足腰もしっかりしている人は、何かとちょこまか動いているはずだ。

立ち上がったり、何かを持ち上げて移動させたり、ひとつひとつは運動とはいえないような小さな動きでも、そのたびに筋肉が刺激されて、血流も良くなる。積み重なったら、意外なほどエネルギーも消費されているものだ。

太っている人はやせている人と比べて、暮らしのなかで消費するエネルギーが1日300kcalも少ないという。何でもいいから、とにかく動くことが大切だ。

Check!

えっ！ テレビを見続けると寿命が縮む⁉ CMのたびに立ち上がって、ちょっと動こう

テレビが大好きで、1日に何時間も見ているのなら、番組の合間に入るCMの間、じっとしていないほうがいい。健康で長生きしている人のなかには、CMのたびにすくっと立ち上がるのが習慣になっている人もいそうだ。

テレビ好きな人にとって、背筋がゾッとするような研究がある。オーストラリアの研究機関による報告で、じっと座ったままでテレビを1時間見続けると寿命が22分短くなる、というものだ。

同じオーストラリアで、22万人を対象に行われた大規模調査の報告も怖い。普段から1日11時間以上座っている人は、4時間未満の人と比べて、死亡リスクが40％も高まるという結果になった。

座ったままで動かないと、とにかく健康に悪影響を与えてしまう。運動レベルを表

す「メッツ」という単位があり、安静時を「1メッツ」として、運動の強さによって4段階に分けられている。

座っていることは、その最低レベルである1・5メッツ以下の「座位行動」。エネルギーをほとんど消費しない状態なのだ。

とくに運動をしなくても、何かと体を動かすのが長く健康を保つ秘訣。テレビの前にじっと座り込み、同じ姿勢を保っている間、筋肉はほとんど使われない。こうした生活を続けていると、しだいに健康を失っていくのは当然だろう。とにかく、座ったままの状態を続けるのは良くない。意識して体を動かすことが大切だ。

テレビを見ているとき、CMになったらとりあえず立ち上がって、キッチンまでお茶をいれにいくなど、何でもいいから動くクセをつけてみよう。その場でスクワットをしたり、手を大きく回したりと、軽い運動をするともっといい。

CMのたびに動けば、ドラマを1時間見ている間に、トータルで5分、10分程度の軽い運動をするのも可能だ。

Check!

デスクワークだけど健康な熟年社員は、座ったまま、こっそり足を動かしている

ロンドン名物の真っ赤な2階建てバス。その運転手と車掌の心臓病発症率を比較したところ、運転手は車掌の約2倍も高かったという有名な研究がある。座りっぱなしの仕事は、明らかに体に悪影響を与えるのだ。

では、デスクワークに就いている人はどうしたらいいのか。長年座りっぱなしでも健康を保っている人は、上手に体を動かしているに違いない。

まわりに気づかれず、こっそりできる運動のひとつが、座ったままの状態から、かかとをゆっくり上げたり下げたりすること。爪先立ちになるようなイメージで行うといい。もうひとつは、片脚をゆっくり上げていき、前方に伸ばすエクササイズ。このとき、つま先を上向きにピンと伸ばすと、太ももの前側にある大腿四頭筋に大きな負荷がかかる。これらの運動なら、人目を気にせず実行できそうだ。

Check!

座りっぱなしの運動嫌いが健康長寿？秘密は1回10分程度のこま切れ運動にあった！

1日1000歩多く歩くと死亡リスクが下がる、あるいは、1日15分のウォーキングで長生きできる。こういった健康習慣を紹介してきたが、終日、デスクワークに従事するなど、1日のなかでも座っている時間が圧倒的に長い人は、この程度の運動では効果が表れにくいという報告がある。

では、座りっぱなしの人は、どれほど体を動かせばいいのか。ノルウェーのスポーツ科学大学の研究から読み取ってみよう。

座り過ぎリスクと運動の関係をテーマに、100万人規模の調査を実施。1日の運動量を「最低」「低い」「高い」「最高」の4段階に分けて、各グループの死亡リスクを割り出した。ここでいう運動とは、サイクリングや早歩きウォーキングなど、やや強めのものを指す。

その結果、1日8時間座っている場合、運動量が「最低」「低い」「高い」のグループでは死亡リスクを低くすることはできなかった。唯一、座り過ぎによる死亡リスクを帳消しにしたのは、運動量が「最高」のグループ。1日に60～75分、やや負荷の高い運動をしていた人たちだ。

デスクワークの人が長生きを達成するには、1日に1時間程度のサイクリングや早歩きウォーキングが必要ということになる。いや、休日ならともかく、平日にこれほど運動するのはちょっと難しい……こう思う人も少なくないかもしれない。

しかし、相当忙しい人でも、じつは1日1時間の運動をするのはそれほど難しくはない。運動は必ずしも連続して行うことはなく、こま切れで体を動かしても同じような効果が得られるからだ。

1時間の運動が求められるのなら、10分の運動を6回、15分の運動を4回に分けて行ってもOKなのだ。これなら、通勤時に早歩きをしたり、昼食後にウォーキングをしたりして、帳尻を合わせられるのではないか。座り過ぎは確実に寿命を縮める。こま切れでもいいので、ぜひ運動を習慣にしよう。

腰の痛みに無縁の人は長年、椅子に座るときに背もたれを使わない

中年以降、悩まされる人が増える体のトラブルが腰痛。ある調査では、デスクワークの人の半数近くが自覚しているという。寝込むほどひどくはない場合、痛みをこらえながら仕事に向き合っているのだろう。

けれども、腰痛を甘く見てはいけない。放っておくと重大な病気につながり、寿命を縮めてしまうことが、近年の研究で次々と明らかになっている。まず、米国のボストンメディカルセンターが、平均年齢71・5歳の女性8000人余りを対象に行った研究報告を紹介しよう。

研究では14年の追跡調査を行い、その間、対象者の半数以上が死亡した。腰痛との関連性を調べると、腰痛がなかった人たちの死亡率は53・5％だったのに対し、腰痛がある人たちは15％も高い65・8％が死亡していた。

デンマークで行われた研究も興味深い。70歳以上の双子4390人を対象にしたものだ。この研究でも、腰痛と死亡率の関係を調査。腰痛を持っている人は、そうではない人と比べて、死亡率が13％高いことがわかった。

腰痛を発症すると、健康なときよりも運動量が少なくなる。その結果、全身の血流がとどこおって、足腰などの筋力が低下。エネルギー消費量が減って、体重の増加につながり、さらに生活習慣病の原因になっていく。まさに雪だるま式に体を悪くさせることが容易に想像できる。

この先ずっと健康で長生きをしたいのなら、ぜひとも避けたいのが腰痛だ。その大きな原因のひとつは、座っているときの姿勢の悪さにある。ぜひ、年を取っても腰痛に苦しまない人たちの座り方に学んでみよう。椅子の背もたれを使わず、あごを前に突き出さないで、背筋をピンと伸ばして座るのだ。

最も腰に負担がかからない姿勢は、頭のてっぺんから足まで、1本の芯が真っすぐ通っているような姿勢。座っているときもこうした姿勢を意識すれば、腰に負荷がかからず、腰痛を予防することができる。

朝夕に各30分のイヌの散歩。それだけで、1日の運動量は十分⁉

Check!

こま切れでもいいから、1日1時間の運動をしたい。こう思う人は、公園や堤防沿いの道で、イヌの散歩をさせているお年寄りに学ぼう。運動レベルを表すメッツの区分では、イヌの散歩は上から2番目の強さ。3・0〜5・9メッツに該当する「中程度身体活動」で、活動量の多い家事やウォーキングと同程度の運動なのだ。

イヌの散歩では小走りになったり、急に止まったり、しゃがんだりとさまざまな行動を取らなければいけない。朝に30分の散歩をさせるだけで、1日に必要な運動の半分をクリア。朝と夕方の2回行えば、理想的な運動量を得ることができる。

運動効果だけではなく、イヌとのふれあいによって分泌されるオキシトシン、別名「愛情ホルモン」の働きで心と体が癒される効果もある。健康を維持するために、いいことばかりなのだ。

Check!

早歩きウォーキングと並ぶ高い健康効果、自転車によく乗っている人は長生きする

毎日、自転車に乗って、ちょっと遠くのスーパーまで買い物に行く。こういった習慣のある元気で健康なシニアを見習ってみよう。自転車の運転は早歩きのウォーキングと並んで、体の負担なく高い効果を得られる絶好の運動なのだ。

自転車に乗ると、ペダルをこぐときに足腰の筋肉がほど良く鍛えられる。ハンドルを操作する動きで腕や指の力も使われ、上半身の姿勢を保とうとする体幹のトレーニングにもなる。一方、ジョギングなどのようにひざや足首への負担は少ない。長く続けられる有酸素運動でもあり、肥満気味の人にはとくにおすすめだ。

移動手段として使うだけではなく、サイクリングに出かけると、気持ち良さからドーパミンなどの脳を刺激する物質も分泌され、さらに高い効果が期待できる。いまのうちから習慣に取り入れてみよう。

Check!

早歩き程度のスピードなのに、運動効果が抜群のスロージョギングとは？

ジョギングはすぐれた有酸素運動だが、年を取って強めに行うのは禁物。ひざなどの関節の負担が大きくなって、健康を得られるどころか、逆に体を痛めてしまう。そこで長年走ってきた人は、年齢が上がるとスピードをぐっとゆるめ、体をいたわりながら走るようになる。このスロージョギングにならってみよう。

スロージョギングとは、その名のとおり、やや早歩きほどの時速4～5㎞で走るスローなジョギング。ウォーキングと変わらないスピードなのに、一層高い運動効果を得られる。その秘密はウォーキングとは違って、両足が地面から離れる瞬間があること。いわば軽いジャンプを連続させる動きなので、意外に運動強度が高いのだ。

ジョギングよりも故障のリスクがずっと低く、ウォーキングよりも体に効くスロージョギングで健康長寿をめざそう。

5章

長生きする人の「メンテナンス」の習慣、ぜんぶ集めました。

血圧が高めのときは
モーツァルトの曲を聴く?
「パタカラ、パタカラ……」って
言うだけでのどが強くなる?
不思議なメンテナンス方法が大集合。

Check!

血圧を毎日測って体調管理している人は、そう簡単には死なない

人は血管とともに老いる。これは米国の有名な医師、ウイリアム・オスラー博士が100年以上も前に述べた言葉だ。その言葉どおり、年を取ると血管の動脈硬化が進行し、酸素や栄養が全身に行きわたりにくくなる。

血管の状態は、血圧を測ることで簡単にセルフチェックできる。中年といわれる年齢になったら、家庭用血圧計を購入して、毎日、測定するのが望ましい。インターネットでエクセルの血圧記録表をダウンロードし、数値といっしょに日々の食事や運動、飲酒などについてメモ書きするのがおすすめだ。

健やかに老いる人は、自分の体の状態をしっかり把握しているものだ。毎日の血圧測定なんて、ちょっと早いのでは。こう思う年齢のときから、血圧測定を習慣にしておけば、重大な病気につながる高血圧を早期に発見することができる。

Check!

ボケずに長生きする人は脳の血流を悪くする降圧剤は飲まない？

日本高血圧学会によると、収縮期（上の血圧）が140㎜Hg以上、拡張期（下の血圧）が90㎜Hg以上を高血圧と判定している。高血圧だとわかり、そのまま何もしないで放置していると、動脈硬化が着実に進行していく。まずは生活習慣の改善に努めることが必要だ。

けれども、高血圧には自覚症状がないためか、甘く見ている人が多いようだ。「この程度ならかまわないだろう」「まあ、これがおれの血圧だから」などと勝手に解釈し、一向に生活を改めようとしない。そして、結局、血圧を下げる薬の降圧剤を飲むことになってしまう。

降圧剤は高血圧の治療薬であり、動脈硬化から発症する危険な病気の予防薬でもある。この性質から、ある程度は継続して飲み続けなければいけない。血圧の薬は飲みはじめたら一生続けることになる、といわれるのはこのためだ。

ただ、降圧剤を飲むのを懸念する考え方もある。一説によると、降圧剤を飲み続けると、認知症の発症リスクが高まるとされているからだ。

降圧剤で血圧を下げると、血液の流れがゆるやかになる。脳内の血流も減ることから、脳の働きが悪くなって認知症を引き起こしてしまう、という考え方だ。体の仕組みからいって、あり得ない話ではない。

また、降圧剤を使った人と、使わなかった人の平均寿命を比べた米国の調査もある。はじめのうちは使う人のほうが健康だったが、7年以上たつとほぼ横並び。最終的には降圧剤を飲み続けた人のほうが寿命が短かったという。ほかに要因があるのかもしれないが、認知症リスクと同じように、血流の問題ではないかと見る向きもある。

だから降圧剤を飲まない、というのではなく、飲まないで済むように生活習慣を改めるべきだ。塩分を減らして調理する、香辛料を上手に利用する、加工食品はあまり食べない、といった減塩を心がけるようにしよう。ボケないで長生きする人は、血圧を上手にコントロールしている人が多いのだ。

Check!

血圧対策の強い味方。モーツァルトを聴くと血圧が下がる!

高血圧とつき合いながら長生きしている人は、血圧が高めのときには、モーツァルトの曲を聴きながらリラックスしているかもしれない。

ドイツのルール大学は血圧と音楽との関係を研究し、2016年にドイツ医師会誌に発表した。研究は男女120人を対象として、ちょうど半分ずつ、音楽を聴くグループと聴かないグループに分けて行われた。

音楽を聴くグループはさらに細かく3群に分け、①モーツァルト、②『美しき青きドナウ』で知られるヨハン・シュトラウス2世、③北欧の有名ポップグループであるABBA、それぞれの曲を25分間聴いてもらった。一方、音楽を聴かないグループは同じ25分間、静かな環境のもと、何もしないで横たわって安静な状態を保った。

この25分間の前後に血圧と心拍数、ストレスを感じたときに分泌されるホルモンであるコルチゾールの血中濃度を測定。結果は非常に興味深いものとなった。

血圧に関しては、モーツァルトとシュトラウスの曲を聴いたグループが明らかに低下。とくに最高血圧がモーツァルト群では４・７㎜Hg、シュトラウス群では３・７㎜Hg下がった。これに対して、ＡＢＢＡ群の最高血圧の低下は１・７㎜Hgで、曲を聴かずに安静にしていたグループの２・１㎜Hgほどではなかった。

心拍数もモーツァルト群とシュトラウス群が大きく低下し、安静群も少し下がった一方、ＡＢＢＡ群には変化はなかった。

コルチゾール濃度については、モーツァルト群とシュトラウス群が大きく低下し、次いでＡＢＢＡ群、安静群の順になった。曲を聴いたグループの男女別では、男性のほうが音楽に強く癒される傾向があるのか、女性よりも低下した。

音楽には血圧を下げ、ストレスを解消する効果があるわけだ。ＡＢＢＡがそれほど有効でなかったのは、ネガティブな歌詞が影響したのではないかと分析。ジャンルにかかわらず、周期的なリズム、印象的なメロディ、歌詞がない、などに当てはまる曲が効果的だと結論づけている。血圧対策として、取り入れてみてはどうだろうか。

Check!

少しでも早く実践したい、ラーメン好きの減塩とは

血圧を高くする原因は、何といっても塩分。必要以上に多く摂取すると、血液中のナトリウム濃度が高くなる。すると、ナトリウムを薄めるために水分を増やすので、血液の量が増えて血管にかかる圧力、つまり血圧が上がってしまう。このメカニズムから、血圧を正常に保つには、塩分を控えるのが最も効果的ということになる。

減塩策としてよく知られているのが、ラーメンのスープを残す方法だ。1杯のラーメンには5～7gほどの塩分が含まれている。厚生労働省によると、1日の塩分摂取量の目標は男性が7・5g未満、女性が6・5g未満。1杯を完食しただけで、ほぼ1日分の塩分を摂取することになってしまう。

やはり、ラーメンのスープは残すのが正解。半分残すだけでも、2～3gの減塩になる。健康的に長生きしている人は、若いころから実践している健康法だ。

Check!

血圧が気になるけど、味の濃い料理も好き。そんな人には、食後にキウイがおすすめ

血圧を下げるには、塩分を控えることが大切。とはいっても、塩気の少ない料理ばかりを食べるのも味気ない。そこで、健康に注意して食事を楽しむ人は濃い味の料理を食べたとき、食後のデザートとしてキウイを口にする。

キウイには大サイズ1個（100g）に300㎎のカリウムが含まれている。果物のなかでは含有量がトップクラスなのだ。カリウムはナトリウムとともに、細胞の浸透圧を維持する重要な成分。塩分の多いものを食べて、体にナトリウムが過剰になったとき、その吸収の邪魔をして、体外に尿として排出させる働きがある。血圧を抑えるためには、減塩に加えて、カリウムの多い食品を食べることが重要なのだ。

半分に切ればスプーンで食べられるキウイは、手軽に多くのカリウムを摂取できる食品。果物ではほかに、バナナや干し柿などにも多く含まれている。

Check!

長年、毎日、みそ汁を飲み続ける。それでも高血圧にならないのには理由があった！

日ごろよく食べるもので、とくに塩分が高いものは？　こう尋ねられたら、「みそ汁」と答える人はけっこう多いのではないか。確かにみそは塩分含有量の多い食品で、100g中に約12gも含まれている。みそ汁に換算すると1杯1・5g前後で、1日の摂取目標の20%以上。1日2杯飲んだら、それだけでもう目標の半分近くになる。

血圧が気になる人にとって、みそ汁は禁物なのか。こう思いたくなるだろうが、間違っている。逆の答えを導き出した共立女子大学の研究を見てみよう。

まずはラットを使って実験。みそを摂取すると、同量の塩分が含まれる食塩水を摂取した場合と比べて、血圧が上昇しにくいことがわかった。次いで、人を対象として実験を実施。3か月間、毎日2杯のみそ汁を飲んでもらったところ、血圧にはまったく影響がないことが判明した。

みそと疑似みそ入りのみそ汁を飲んだ場合、血圧がどう変化するのかも比較。疑似みそは大豆粉末などでつくったもので、塩分は含まれていない。2か月間、1日2杯飲み続けた実験の結果、日中の血圧では両者に違いがなかった。さらに夜間の血圧を比べると、驚くことに、本物のみそ汁を飲んだほうが低かった。

眠っているときの血圧が高い状態が続くと、脳卒中などを発症しやすくなる。みそ汁は高血圧の原因になるどころか、夜間血圧を下げて、危険な病気になるリスクを軽減できる食べものだったのだ。

みそ汁には通常、野菜が具材として入っている。飲んでも血圧が上昇しない大きな理由は、野菜のカリウムがナトリウムを排出することだろう。また、大豆には女性ホルモンと構造が似ているイソフラボンが含まれ、その働きで血管がしなやかになる。加えて、発酵食品であるみそ自体に、血圧を下げる物質が含まれていることもわかっている。これら複合的な要因から、みそ汁は血圧低下に有効なのだと思われる。

「みそ汁は不老長寿の薬」「みそ汁一杯三里の力」など、その効果のほどを表すことわざもある。長生きをしている人には、みそ汁好きが多いのではないだろうか。

Check!

年を取っても血圧が低い人は、毎日、おやつにチョコレートを食べている!?

チョコレートはとてもおいしいけれど、健康効果などありそうもない。カロリーが高いから食べ過ぎたら太るし、砂糖たっぷりなので虫歯のもとになる。

こう思っている人がいるのなら、昔の情報しか頭に入っていない古いタイプの人間だ。長く健康を保って人生を楽しみたいのなら、そろそろアップデートしよう。

高齢になっても血圧が低い人は、毎日、おやつにチョコレートを食べていそうだ。ただし、ここでいうチョコレートとは、一般的な甘いチョコではない。ほろ苦い大人の味の高カカオチョコレートのことだ。

菓子メーカーの明治と愛知学院大学、愛知県蒲郡市が産学官共同で行った研究報告を紹介しよう。45～69歳の市民347人に、高カカオチョコレートを4週間続けて毎日食べてもらい、生活習慣病の予防効果を調べたものだ。

その結果、全員の平均値を見ると、実験前よりも最高血圧が2・6㎜Hg、最低血圧が1・9㎜Hgも低くなっていることがわかった。しかも、高血圧の人のほうが、正常血圧の人よりも血圧の低下量が大きかった。高カカオチョコレートは高血圧を改善するのに有効だったのだ。

血圧を抑える効果は、カカオポリフェノールの働きによるものだろう。血管壁に炎症が生じたら、血管が狭くなって血液の流れが悪くなる。そうした傷んだ血管壁に、抗酸化作用の高いカカオポリフェノールが作用し、血管が広がって血流が良くなり、血圧が低下したと考えられる。

同じような実験は以前、ヨーロッパで行われている。やはり健康効果は認められたのだが、1日100gを食べなければならず、肥満になるリスクがあった。

一方、日本の共同研究で使用したのは高カカオタイプなので、1日に食べる量はわずか25g。このため、参加した人たちの体重は、実験前後でとくに増えなかった。毎日食べてもメタボにはつながらず、血圧抑制効果はしっかり得られるわけだ。血圧が高めな人は、ぜひ、おやつで高カカオチョコを口にしてみてはどうだろう。

Check!

パパパパ、パタカラ、パカタラ…「パタカラ体操」で、命にかかわる誤嚥を防ぐ

食事をしているとき、食べものや唾液などが気管に入り込んで、ゴホゴホ……と苦しい思いをしたことがないだろうか。

年を取っても飲み込む力が強い人は、そういった失敗をしない。そして、のどが丈夫な高齢者は、命にかかわる誤嚥《ごえん》性肺炎になりにくいものだ。

がん、心疾患、脳血管疾患に次ぐ、日本人の死因第4位が肺炎（老衰を除く）。70歳以上の高齢者の場合、その約7割を誤嚥性肺炎が占めている。誤嚥を防ぐことは、長生きするための大きなポイントのひとつなのだ。

食べものや唾液、口の中の細菌などが気管に入り込み、炎症を起こして発症する誤嚥性肺炎。発症を予防するには、日ごろからのどの筋肉を鍛えて、飲み込む力をつけておく必要がある。

食べものや唾液が気管に入りやすい人は、いまのうちから、毎日の「パタカラ体操」を習慣にしておいたほうがいい。口や舌の力を鍛えるため、福祉施設を利用する高齢者がよく行っている方法だ。

パタカラ体操は、閉じていた口を一気に開けて発音する「パ」、舌で上あごを押すようにする「タ」、発するときにのどの奥に力が入る「カ」、舌先を丸めないとうまく発音できない「ラ」。この4つの音を発して、筋肉に刺激を与える。

やり方はいろいろ。「パパパ」「カカカ」……などと連続して発音する、「パタカラ」「パカタラ」「ラタパカ」といったように、何でもいいから4つの音を組み合わせる、といった具合だ。口や舌の動きを確認しながら大きく動かすのがポイントだ。

パタカラ体操に加えて、のどの筋肉も鍛えてみよう。まず、片手の手のひらをひたいに当てる。それから、へそをのぞき込むようなイメージで下を向き、同時に手のひらで押し返すようにする。のどの筋肉に負荷がかかっている状態を5秒ほどキープ。30秒程度のインターバルをおいて、5回から10回行うといい。

こうした体操や筋トレが、10年、20年後に生きてくるはずだ。

耳が聴こえづらくなったら観念し、素直に補聴器をつける人はボケにくい！

Check!

聴力は30代に下り坂を迎え、年代が上がるにつれて、少しずつ聞こえにくくなっていく。60代後半で軽度難聴以上の状態になるのは、男性では44％、女性は28％。70代前半では男性51％、女性42％、70代後半になると男性71％、女性67％の人が耳が遠くなってしまう。

聞こえにくい場合は補聴器でカバーできるのだが、何だか年寄り臭い、けっこう価格が高い、といった理由から使いたがらない人がよくいる。けれども、耳が遠いのを我慢しながら、年齢を重ねるのはやめたほうがいい。難聴があってもボケにくい人は、補聴器を使っていることが多いものだ。

国際アルツハイマー病会議では、難聴は高血圧や肥満、糖尿病などとともに、認知症の危険因子のひとつにあげられている。それだけではなく、予防可能な要因のなかで、認知症の最も大きな危険因子だとまで指摘された。

なぜ、難聴は認知症につながるのか。理由のひとつは、社会的に孤立しやすいからだとされている。耳が聞こえづらくなると、会話をするのが面倒になる。人との交流がなくなって、刺激のない日々を過ごすうちに、だんだんボケてしまうというわけだ。

もうひとつの理由は、脳の負担が大きくなるからではないか、と考えられている。聞こえづらいのに、無理に聞こうとする。毎日、こうした負担が繰り返されることによって、認知機能が全体的に衰えていくという考え方だ。

難聴が認知症の大きな原因であるのなら、補聴器を使わない手はない。国立長寿医療研究センターの研究で、中程度の難聴があっても、補聴器を使用していれば認知機能の低下が抑制される、という報告がある。

最初はつけるのに恥ずかしさを感じても、すぐに慣れるだろう。聞こえにくくなったら、早めの購入を検討しよう。

Check!

100歳超えの半数以上が、前歯で肉を噛み切れる

「8020（ハチマルニイマル）運動」という言葉を聞いたことがあるのではないか。1989年から厚生労働省（当時は厚生省）と日本歯科医師会が推進している「80歳になっても20本以上、自分の歯を持とう」という運動だ。

さまざまな研究によって、歯と健康、寿命には強い関連性があるとわかっている。例えば、歯が1本もない状態は、「年齢」という避けられない危険因子を除くと、男性の場合はワースト1位、女性では6番目に高い死亡リスクになると、東京医科歯科大学と東北大学などの共同研究で発表された。

1本、また1本と、歯を失うにつれて、ものをうまく噛めなくなり、健康状態が悪化していくのは間違いない。2万人以上の高齢者を4年間にわたって追跡調査した研究では、歯が20本以上残っている人に比べて、10～19本しか残っていない人の死亡率

は1・3倍、9本以上の人では1・7倍に上がった。

食生活に支障が出るだけではない。歯がほとんどなくなって、しかもそのままにしていた場合、歯が20本以上残っている人と比較すると、認知症のリスクが最大1・9倍になるという研究もある。

これらのリスクは、入れ歯などで低くできることもわかっている。国内外の研究で、歯が多く残っている人は当然のごとく寿命が長い。ただし、歯が抜けていっても、入れ歯などを使ったら寿命が延びる、と報告されている。

まずは自分の歯を失わないようにする。そして、残念ながら抜けた場合は、しっかり噛めるように対処することが大切なのだ。

食品加工会社のキューサイによると、元気な100歳以上の人がどういう噛み方ができるのかを調べたところ、入れ歯をしている人も含めた58％が「前歯で肉を噛み切ることができる」、59％が「奥歯で固い食べ物を噛み砕ける」と答えた。健康で長生きするためには、歯のメンテナンスを忘れてはいけない。

Check!

歯が丈夫な人が、寝たきり老人になりづらい理由

骨折からの寝たきりにつながりやすい転倒。年を取っても転びにくい人は、足腰がしっかりしているだけではなく、じつは歯もちゃんと残っている。

厚生労働省が愛知県知多半島の高齢者を追跡調査したところ、歯が20本以上残っているか、入れ歯をしている人と比べて、歯が19本以下の人は転倒するリスクが2・5倍も高いことがわかった。

歯がほとんどないと、当然、噛み合わせも悪い。噛み合わせの良し悪しは咀嚼《そしゃく》に直接影響するのはもちろん、体のバランスにもかかわってくる。

夜中にトイレに起きたときなど、頭がボォ〜とした状態で歩くと、噛み合わせの悪さからバランスを失って転倒しやすくなるようだ。年を取ってからの骨折を防ぐためにも、歯は失わないことが大切だ。

歯の定期健診を受けている人は、受けない人よりも病院に行く回数が少ない！

Check!

ある程度の年齢になると、多くの人は毎年1回、人間ドックや成人病健診を受けている。健康であるかどうかを確認し、悪いところがある場合は早期発見でき、早期治療につなげられるからだ。加えて、高齢になってもおいしく食事ができて健康を保てる人は、歯の定期健診も受けていることだろう。

オーラルケアの有力企業、サンスターは2021年の研究で、①歯の本数が多い、②上下の歯がそろって噛み合わせが良好、③歯の数が同じ程度でも上下の歯が噛み合う領域が広い、以上の人たちの医療費は低いと報告した。

がんで死なないためには、早期発見が大切。同じように、歯を失いたくないなら、歯周病が初期のうちに治療することが欠かせないのだ。できれば半年に1回、少なくとも1年に1回は歯科健診を受けるようにしよう。

6章

長生きする人の
「趣味を楽しむ」習慣、
ぜんぶ集めました。

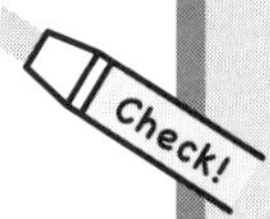

コンサートで生演奏を聴く。

漫才やコントを見て大笑い。

「推し活」に励む。

健康で長生きする人は

楽しい趣味を持っている。

Check!

難聴から認知症や転倒につながるかも!
中高年のイヤホン使用は慎重に

最近、音楽を聴くツールとして、スマートフォンが圧倒的に主流になった。中年以降の人でも、移動中などにイヤホンを使っている人は少なくない。しかし、ある程度年齢を重ねた人の場合、難聴を一層進行させる恐れがあるので十分注意が必要だ。

難聴は老化現象の一種。耳の中で音を感じ取る働きをする有毛細胞が、加齢によって少なくなることから起こる。失われた有毛細胞は、残念ながら再生しない。こうして年を取るにつれて、だんだん耳が遠くなっていく。

そこで問題なのがイヤホン。耳に直接、大きな音が入り込むことにより、有毛細胞が傷ついて壊れやすくなるからだ。難聴はただ耳が聞こえづらいだけでは治まらず、認知症や転倒にもつながる厄介なトラブル。どうしてもイヤホンを使いたい場合は、まわりから話しかけられたときに聞こえる程度の音量を保つようにしよう。

Check!

大声で歌うと、呼吸筋の筋トレに！健康寿命の長い人は「ひとりカラオケ」が大好き

何歳になっても声に張りがあり、いかにも元気そう。そういったお年寄りは、ときどきひとりでカラオケを楽しみ、存分に歌いまくっているかもしれない。

カラオケは単なる趣味や楽しみにとどまらず、とても有効な健康法でもある。得られる効果のひとつは、呼吸筋のトレーニングになることだ。

息を吸ったり吐いたりするときには、肋骨と肋骨をつないでいる肋間筋や、胸腔と腹部を仕切る薄い筋肉の横隔膜などの呼吸筋が使われる。年齢を重ねるにつれ、これらの筋肉もしだいに衰えていくのは避けられない。

呼吸は生きるために最も大切な機能。浅い呼吸しかできなくなると、十分な酸素を得られなくなり、全身の筋肉や皮膚、内臓に悪い影響が出てくる。呼吸筋の衰えとともに、老化が進んでいくといってもいいだろう。

こうした非常に重要な呼吸筋を鍛えるのに、カラオケは絶好の方法。大きな声で歌い、合間に一気に息継ぎをする。そのたびに肋間筋や横隔膜などが激しく動いて、肺が膨張、収縮を繰り返す。歌うという行為は、呼吸筋の筋トレそのものなのだ。

呼吸筋に関するメリット以外でも、カラオケには高い健康効果を期待できる。大きな声を出して、次から次に歌うと、早歩きのウォーキングのような有酸素運動と同じ効果を得られる。自然と腹式呼吸をすることから、腹部の筋肉がしっかり使われて、体の深い部分にあるインナーマッスルも強化される。

楽しく歌うと、「幸せホルモン」ともいわれるセロトニンがドッと分泌されるのも見逃せない。セロトニンは神経伝達物質として脳に働き、心身がリラックスしてストレスが発散する。ほかにも、歌詞を思い出しながら歌うと、脳を活性化するトレーニングにもなるなど、いいことづくめだ。

いまは「ひとりカラオケ」をする人も多いので、いっしょに歌う仲間がいなくても、気軽にカラオケ店に行ってみよう。ひとりのほうが次々に歌えるので、一層良いトレーニングになる。

Check!

趣味にハーモニカやオカリナを。呼吸筋が鍛えられて長生きする！

サックスやトランペットなど、吹奏楽器の演奏家は長生きする傾向があるかもしれない。良い音を出すには大きく息を吸って吐く必要があるので、呼吸筋がしっかり鍛えられているからだ。いまからでも吹奏楽器をたしなむと、健康長寿を手にすることができるのではないか。

とはいえ、本格的に楽器を習うのはハードルが高い。そこで、子どもでも演奏できる手軽な吹奏楽器、ハーモニカやオカリナをはじめてみてはどうだろう。音を出すのが難しくはなく、値段も手ごろ。楽しく取り組みながら、年齢を健康的に重ねるために重要な呼吸筋のトレーニングができる。

吹奏楽器のほかに、大きな声が必要な詩吟やお経、息を瞬間的に吐いて飛ばす吹き矢などでも呼吸筋を鍛えられる。自分に合ったものを試してみよう。

Check!

2週間に1回、コンサートに行くと、寿命が9年も延びる⁉

年齢を重ねても音楽が好きで、たびたびコンサートに足を運ぶ。そういった人は、これからも幸せな人生を長く元気におくれそうだ。

英国ゴールドスミス大学の研究で、コンサートの会場に20分間いると、幸福感が21%も上昇することがわかった。ほかの行動で調べてみると、イヌの散歩で得られる幸福感が7%増、ヨガが10%増だったという。

コンサートが精神に与える効果はとても高く、ほかにも自尊心と他者への親近感がそれぞれ25%、精神的な刺激は75%も上昇したと報告。さらに、2週間に1回、コンサートに行く習慣をつけると、寿命が9年も延びると発表した。

歌手やミュージシャン、演奏家たちによる生のパフォーマンスに触れると、確かに気分が高揚する。これまで以上に、コンサートに足を運ぶことをおすすめする。

Check!

月1回、近場に小旅行。脳の海馬が刺激されてボケにくい

年を取るにしたがって、筋肉や内臓だけではなく、脳の働きも衰えていく。できる限り、脳の活力を失わないようにしたいものだ。

そこで、脳を活性化させるため、月に1回ほど、近場での日帰りでもいいので、小さな旅行を楽しむことをおすすめする。70代、80代の世代を見ても、家に閉じこもっている人たちよりも、たびたび小旅行に出かける人たちのほうが、元気で活力にあふれているのではないだろうか。

知らない土地に行くだけで、脳は強い刺激を受けて活性化する。「幸せホルモン」のセロトニンがたっぷり分泌され、たまっていたストレスも解消されるだろう。温泉を目的とする小旅行も楽しそうだ。冷え性や神経痛などのほか、泉質によっては、高血圧や動脈硬化の改善にも有効なので、体をいたわることもできる。

地図やガイドブックを見て旅行気分を楽しむだけでも脳が活性化

Check!

脳のなかでも、長く人生を楽しむのに重要な役割を果たすのが、記憶をつかさどる領域である海馬。この部分が衰えると、認知症の初期段階である認知障害が出るようになってしまう。旅行に出かけるのは、じつは海馬を鍛えるための非常に良い方法でもある。海馬は空間認知にもかかわっており、自分がいまどこにいるのか、目的地はどの方向なのか、といったことを考えるたびに活性化するからだ。

旅行に行くとき、GPS機能のついたスマホのアプリを使うと便利だが、海馬トレーニングのためにはできるだけ使用しないようにしよう。その意味では、スマホを使いこなせない世代のほうが、旅行先で海馬をより刺激していることになる。こうした上の世代にならって、地図を見ながら自分の位置や目的地を探してみよう。そうするうちに、海馬がフル回転して鍛えられるはずだ。

Check!

ボランティア活動をする人は健康寿命が延びて、死亡リスクが4割も低くなる！

リタイアした世代のなかには、ボランティア活動に励んでいる人たちも多い。そういった人たちはみな活き活きしており、充実した時間を過ごしている。セカンドライフを楽しみながら、順調に寿命を延ばしそうだ。

実際、ボランティア活動をすると、健康を維持できることがわかっている。米国ハーバード公衆衛生大学院などによる研究を紹介しよう。

研究は50歳以上の約1万3０００人を対象に行われた。まず、過去1年の間にボランティア活動にたずさわった時間を調査し、４段階の「０時間」「1～49時間」「50～99時間」「１００時間以上」に分類した。

次に心身の健康状態や生活習慣についても調査。慢性疾患の保有数や糖尿病、高血圧、がん、肥満といった「体の健康に関する要因」から、大量飲酒や喫煙、運動習慣などの「健康に関する生活習慣」、満足度や生きがいなどの「精神的な健康状態に関する要因」、孤独や他者とのコミュニケーションなどの「社会的な要因」まで、トータルで34項目を調べた。

研究では4年間、参加者たちを追跡調査。その結果、ボランティア活動を年間「100時間以上」行っていたグループは、「0時間」のグループと比べて死亡リスクが44％、身体障害リスクが17％低いことがわかった。

ほかにも、健康状態が良好だという自覚、ポジティブ感情が強い、楽観的などの項目で高いレベルを示した。一方、抑うつ状態や絶望感、孤独感などは低く、友人とのコミュニケーションも充実しているという結果になった。

研究者たちは、ボランティア活動は社会に利益をもたらし、本人の健康維持にも役立つことが示された、と結論づけている。

ほかにも、ボランティア活動が心身を健康にするという研究は多い。元気で人生を楽しみ、健康寿命を延ばしたいのなら、現役世代の人もいまからボランティア活動をスタートさせ、リタイア後には本格的に行ってみてはどうだろう。

Check!

車の運転をやめると介護リスクが8倍に！運転免許は返納しない考え方もあり

近年、高齢者は運転免許を返納すべきだ、という声が高まっている。もちろん、少しでも不安を感じたら、すぐにでも返納するのは当然だ。しかし、車の運転をやめると、心身の老化が加速しやすいことは知っておきたい。

国立長寿医療研究センターの調査では、車の運転をやめた高齢者は、運転を続けている人と比べて、要介護状態になる危険性が約8倍に上昇した。一方、運転を続けている高齢者は、やめた人と比べて認知症のリスクが約4割減少した。

地域によっては、車の運転をやめると、活動範囲が一気に狭まる。さまざまな刺激を受ける機会が減り、気力が低下していくのは避けられないだろう。だから長く運転すべきだ、というわけではない。脳の働きや運動機能を低下させないように努め、安全に運転できる期間を延ばすのが肝心だ。

Check!

人生を楽しめる「幸せ寿命」の長い人は、いま流行りの「推し活」を楽しんでいる

最近、よく聞かれるようになってきた「推し活」を知っているだろうか。若者言葉の「推し」――自分がイチオシとする人やものを強く応援する活動のことだ。アイドルや俳優、声優といった芸能人のほか、いわゆる「二次元」のアニメや漫画、ゲームのキャラクター、歴史上の個性ある偉人なども対象となる。

活動としては、推しに関する商品を買う、イベントに参加する、グッズを購入する、まわりの人に魅力を伝える、など幅広い。推しのことを考えているだけで幸せを感じ、もし本物に会ったら幸せホルモンが大量に分泌されるだろう。

以前、〝流し目〟で有名な俳優のコンサートに熟年女性が大勢押し寄せて、みな幸せそうな表情をしていた。これも一種の推し活だったのではないか。推し活をすると、気分が明るくなるのは間違いない。ぜひ、大好きになれる推しを見つけてみよう。

Check!

お笑い番組が大好きな人は、そうでない人よりも7歳長く生きる⁉

漫才や落語、コントなどのお笑い番組が大好きで、いつもテレビにかじりついて大笑いしている。そういった楽しい日々を過ごしているお年寄りは、まだまだ元気に長生きするだろう。

よく笑っていると、寿命が延びるのは確かなようだ。プロ野球のトレーディングカードを調べたユニークな研究がある。カードの中であまり笑っていない選手の平均寿命を調べると約73歳だった。これに対して、よく笑っている選手の平均寿命は、7歳も違う約80歳だったのだ。

なぜ、よく笑うと長生きできるのか。さまざまな理由が考えられるなか、まず血糖値との関係について見てみよう。糖尿病患者19人を対象に、1日目には食後に糖尿病に関する単調な講義を受けてもらい、2日目には食後に漫才を鑑賞してもらった。両日とも食事2時間後に血糖値を調べたところ、2日目は1日目と比べて、血糖値の上昇が平均46㎎／dℓも低下。なかでも大笑いした人の血糖値は、1日目よりも約80㎎／dℓも下がっていた。笑いは血糖値に好影響を与えるわけだ。

がん患者を含む19人に漫才、漫談、喜劇を鑑賞してもらい、その前後でナチュラルキラー（NK）細胞の働き具合を調べた研究もある。その結果、鑑賞前に働きが低めだった人たちは鑑賞後に高くなり、働きが高過ぎた人たちは適正範囲内に落ち着いた。NK細胞とは、がん細胞やウイルスなどを攻撃する白血球の一種。笑いはこのNK細胞を刺激し、免疫力を強くする働きがあることを示している。

笑いで得られる効果はほかにも多い。副交感神経が優位になることも特筆され、血圧の上昇を防いだり、心身をリラックスさせたりしてくれる。また、インターフェロンという免疫力を高める物質が増えるとも報告されている。

ほとんど笑わない人は、ほぼ毎日笑う人と比べて、認知症の症状が現れるリスクが3・61倍高いという怖い研究もある。健康で長生きするためには、日々の笑いが欠かせない。楽しく、ほがらかに生きていきたいものだ。

Check!

ときどき口角を上げて笑顔をつくれば、脳がだまされて健康寿命が延びる!

おだやかに年齢を重ねた人は、いつも人の好さそうな笑顔を浮かべている。とはいえ、日常で笑うことはあまりないかも……そんな人は作り笑いをしてみよう。笑ったときのような顔をして漫画を読むと、困ったような顔をして読むよりも面白いと感じる、という興味深い実験がある。

実際には楽しいわけではなくても、口角を上げた表情を作るだけで、脳は楽しいと錯覚するようだ。そして、幸せな気分にさせてくれる脳内伝達物質、セロトニンを分泌。その働きで気持ちが前向きになって、楽しさをより感じられるのだ。

心から思いっきり笑えれば、それにこしたことはない。そういう機会がない場合、意識して笑顔をつくるように習慣づけよう。まず、鏡の前で口角を上げる練習。それだけで、何か気持ちが楽になっていくのを感じられるはずだ。

Check!

「写経」は一種の瞑想法、マインドフルネス。心穏やかな老後を手に入れられる

年を取るにつれて、若いころには興味のなかったものが気になるようになる。そのひとつが写経ではないか。「般若心経」の250字余りをひたすら書き写すうちに、不思議と心が穏やかに、表情が優しくなっていく。リタイア後、写経を趣味にしたことで、何だか気持ちが楽になったという人は多い。

写経は集中力が必要とされる作業だ。書きはじめのうちは、何かと頭のなかに考えごとが浮かんでも、画数の多い漢字を書き進めていくにしたがって、そうした雑念が消えていく。副交感神経を優位にし、リラックスできる瞑想法の一種ともいえる。夜に寝る前の習慣にすれば、質の高い睡眠を得られそうだ。

硯《すずり》で墨をするときにも心が落ち着くが、最初は筆ペンを使うのがいいかもしれない。1日何枚といったようにノルマは設けず、気を楽にして取り組んでみよう。

7章

長生きする人の
「体を休める」習慣、
ぜんぶ集めました。

夜更かしで寝不足気味。

休日はしっかり「寝だめ」。

熱いお風呂が大好き。

長生きしている人には、

こういった習慣はない！

Check!

ブルーライトが老化を促進する⁉ スマホを長時間見ない人ほど長生きする？

いまの80代以上の人たちは、20～30歳ほど下の世代と比べて眼精疲労に悩まされず、しっかり睡眠も取れているかもしれない。スマホやパソコンにそれほど馴染みがない人も多いと思われるからだ。

スマホやパソコンの画面からは、ブルーライトと呼ばれる青色の特殊な光が出ている。紫外線に近い、波長の最も強い可視光線で、非常に大きなエネルギーを持っており、目の網膜の奥まで届く。この性質から、長時間浴びると、形や色を見分ける視細胞が密集する黄斑部を傷つけてしまう。

ブルーライトの良くない点は、目の負担が大きいだけではない。寝る前の時間に長い間浴びると、脳内で重要な働きをする神経伝達物質、メラトニンの分泌が抑制されるのもデメリットだ。

メラトニンの別名は「睡眠ホルモン」。この物質が夜、必要なだけ分泌されることによって、自然と眠気を覚える仕組みになっている。スマホやパソコンを長時間、布団に入る直前まで使っていると、メラトニンが多く分泌されず、何時になっても目が冴えて眠れなくなってしまうのだ。

睡眠が十分に取れないと、さまざまな面で老化が進む。こうした日々が続けば、寿命が縮むことになりかねない。

実際、米国オレゴン州立大学のショウジョウバエを使った研究では、ブルーライトを1日12時間浴びたハエは、ブルーライトをカットした光を浴びたハエや、暗闇のなかで過ごしたハエと比べて、明らかに寿命が短くなった。加えて、目の網膜が損傷し、壁を登る力も低下した。ブルーライトは老化を促進するスイッチ役としても働くのではないか、と見られている。

ブルーライトが人間に与える影響については、まだわからないことも多い。しかし、メラトニンに関する作用など、できれば避けたい光であることは確か。スマホやパソコンを使う際には、ブルーライトをカットするなどの対策を取るようにしよう。

年を取っても、毎晩ぐっすり眠れる人の共通点は…寝室の照明にあり！

Check!

健康を維持するには、しっかり眠ることが欠かせない。年を取るにつれて、だんだん眠りが浅くなっていくものだが、それでも、毎晩しっかり睡眠を取っている元気な高齢者は少なくない。そうした人は、入眠しやすい睡眠環境を整えているものだ。

眠気に大いに関係しているのが寝室の光。禁物なのが入眠を邪魔する青色の光線であるブルーライトだ。寝る前にベッドに寝転んで、この光を出す照明をつけて読書などをしていたら、目がどんどん冴えることになりかねない。早く、温かい暖色系の照明に切り替えよう。

キャンドルライトやLEDキャンドルも寝室の照明におすすめだ。星のきらめきや蛍の発光など、自然のなかで見られる「1／fゆらぎ」という波長の光が心を落ち着かせ、スムーズな入眠へと導いてくれる。

Check!

休日も普段通りに早起きを心がける人は、心臓病や脳卒中になりにくい！

60歳になったらすぐにリタイアして、あとは悠々自適の人生を過ごそう。こう考えている人は、いまや少数派ではないか。

老後に対する金銭的な不安からか、あるいは何歳になっても社会とつながっていたいと望むのか。定年退職をしたあとも継続雇用、あるいは再就職をして、65歳、70歳あたりまで働く人が増えてきた。

こういった人生設計を描いている人は、休日の朝の過ごし方に注意しよう。休みのときくらいはゆっくり起きようと、普段よりも長めに眠る習慣をつけていると、寿命が短くなりかねないのだ。年を取っても元気に働き、健康を維持している人は、休日の朝も仕事のある日と同じ時間に起きている。

米国ハーバード大学ブリガム・アンド・ウィメンズ病院の研究を紹介しよう。45〜

84歳の男女2000人近くを対象に、睡眠時間のばらつきと健康との関係を調べ、その後、数年間の追跡調査を行ったものだ。

その結果、1週間の睡眠時間のばらつきが2時間を超えていた人は、1時間以下の人と比べて、心臓病や脳卒中などの発症リスクが2倍以上高かった。

この研究では、就寝時間のばらつきも調査。これも結果は似た傾向となり、1週間のばらつきが1時間半以上あった人は、30分以下の人と比べて、発症リスクが2倍以上高くなることがわかった。

平日はどうしても睡眠時間が少なめになるから、休みの日に寝だめして取り返そう。こう考えて、実際に行動に移している人は少なくないだろうが、じつは体に悪い影響を与える習慣だったのだ。

仕事のある日は夜12時に寝て、朝は7時に起きる。こういったサイクルで暮らしている場合、休みの日だから8時、9時まで寝ていようとは思わないこと。出勤のための支度をする必要がなくても、いつもと同じように朝7時に起きる。こうしてリズムを変えないことが、長生きをするためのコツのひとつといえる。

Check!

睡眠不足の休日には「寝だめ」よりも「昼寝」。ちょっと寝るだけで、血圧が5㎜Hg下がる！

睡眠は毎日、夜の同じ時間に眠りにつき、朝の同じ時間に起きる。これが理想ではあるが、仕事が忙しかったり、気になることがあって寝つきが悪かったりすることもあるだろう。そういったとき、長く人生を楽しめている人は、ちょっとした昼寝をする習慣が身についている。

昼寝が健康に好影響を与えることは、さまざまな研究で明らかになっている。ギリシャで行われた研究では、適度な昼寝をした人はしなかった人に比べて、血圧が平均5㎜Hg下がったという。昼寝の効果は睡眠不足をフォローし、疲れを回復することだけではなかったのだ。

ただし、あくまでも15分程度の適度な昼寝に限る。1時間を超えてぐっすり眠ってしまうと、死亡リスクが逆に高まってしまう。この点を忘れないようにしよう。

Check!

長生きする人は、暑い夏でもしっかり熟睡。その秘訣は、エアコンの使い方

暑い夏、眠るときにエアコンはつける派？　それとも、つけない派？　電気代がもったいない、あるいは体が冷えて体調を崩す、といった理由でつけないで寝る人は、年々、熱帯夜が多くなる状況を考えて、もう習慣を変えるようにしよう。いまどきの健康長寿の人は、夏にはエアコンをつけっ放しで眠りについている。

気温が30℃に迫るような夜、エアコンをつけないで眠ると、寝苦しくて何度も目が覚め、睡眠の質が落ちてしまう。少々の電気代よりも、健康を失うことのほうがずっと大きな問題だ。

体が冷えるのがイヤだという場合、就寝の30分ほど前に、25℃程度の低めの温度でスイッチオン。そのうえで、寝るときに26～28℃の温度に上げるといい。こうすれば、涼しいなかで寝つきやすく、就寝中は体を冷やさないようにすることができる。

Check!

軽い羽毛布団で寝る人は長生きする。快眠のカギは寝返りだった！

質の高い睡眠を取っていると、1日の疲れをしっかり解消できるので、健康をキープしながら年齢を重ねていきやすい。そのための大きなポイントが、寝返りを自由に打てるのか、という点だ。

眠っている間、じつは20回から30回ほども寝返りを打っている。同じ姿勢を保っていると、背中などの特定の部分に体重がかかり、血液や体液の循環が損なわれてしまう。そのため、睡眠中に無意識のうちに寝返りを打ち、体重がかかるところを分散しているわけだ。

無理なく寝返りを打つには、重たくない掛布団を使うことが大切。理想はダウン80%以上の軽い羽毛布団で、これなら簡単に寝返りを打てる。暑い夏でもエアコンをつけた寝室で、羽毛布団をかけて寝るのが健康のためにはベストといえる。

Check!

血管年齢を若く保つには、週5回以上、湯船につかること

全国で人気のスーパー銭湯。客のなかでも多いのが年配の人たちで、みなさん、肌がつやつやで健康そうだ。風呂のさまざまな有効性を考えたら、健康長寿に貢献しているのも当然のことだといえる。

まず、愛媛大学と京都大学の共同研究を見てみよう。873人を対象に、入浴の仕方と血管年齢との関連性を調べたものだ。その結果、週5回以上入浴する人は、週4回以下しか入浴しない人と比べて、動脈硬化がゆっくり進行しており、血管年齢が若いことがわかった。この調査での「入浴」とは「湯船につかる」こと。シャワーだけで済ましている簡易な入浴ではない。

次に、千葉大学が全国の要介護認定を受けていない高齢者1万3786人を対象にした調査を紹介しよう。3年間にわたって、入浴頻度と新たな要介護認定との関係を

調べたところ、週に7回以上入浴する人は、週2回以下しか入浴しない人と比べて、要介護認定のリスクが約3割少ないことが判明した。

こうした結果になったのは、温かいお湯につかることによって、血流が良くなったためだと考えられる。よく入浴する人の血管が若さを保っているのは、血流が良くなって心臓の負担が減り、加えて、血圧が安定して血管の内側の壁が傷つきにくくなるのが理由ではないか。

介護のリスクが下がるのも、脳を含む全身を巡る血液量が増えて、さまざまな健康効果を上げているからだと思われる。認知症に関しては、風呂に入ること自体が楽しみで、心がリフレッシュできるという面も大きそうだ。

入浴の大きな恩恵をしっかり受けるためには、お湯の温度に注意しよう。42℃を超える熱めのお湯につかると、交感神経が刺激されるのでリラックスできにくい。41℃までのややぬるめのお湯だと、副交感神経が優位になって1日の疲れが癒される。

いったん体の内部の深部体温が上がり、1～2時間後に下がるころ、その動きにともなって眠気が湧いてくるのも入浴のメリット。良い入浴をして、長生きしよう。

Check!

高齢になっての感染症は命とり！いまから首を温めて免疫力を上げる習慣を

高齢になったときに怖いのが感染症。防ぐためには、ウイルスや細菌を体内に入れないようにするとともに、免疫力を高めておくことが大切だ。腸内環境を整えたり、適度な運動をしたり、笑って楽しく過ごしたりと、免疫力を上げる方法はいろいろある。ここでは体を温める対策をピックアップしよう。

体温が上がるにつれて、免疫力は高まっていく。そこで、大きな血管が走っている首を温めることを第一に考えてみたい。首が冷えると全身が冷え、逆に首を温めると全身が温まる。秋が深まってきたらハイネックのセーターを着たり、マフラーやストール、ネックウォーマーなどを身につけたりするのがいいだろう。

足首や手首も冷えやすいところ。寒い季節には厚手の靴下を履いたり、手袋をつけたりして温めよう。

8章

長生きした
「あの偉人」の習慣、
ぜんぶ集めました。

Check!

短命だったその昔、
長寿を実現したあの偉人たち。
食事から気の持ちようまで、
こだわりの生活習慣は、
いまも十分活かせそうだ。

Check!

長寿ゆえ天下を取れた徳川家康。名高い「健康オタク」の主食は「麦めし」だった

戦国武将としては長寿の73歳まで生きた徳川家康。天下を握るまで生き延びなければと、食事から薬までこだわり抜く「健康オタク」だったことが知られている。家康の数多いこだわりのなかでも、ここでピックアップするのは日々の主食。白米ではなく、麦めしと胚芽の残った半つき米を混ぜたものを食べていた。軟らかいごはんではないので、必然的に咀嚼回数が増える。このため、食べ過ぎにつながる早食いを防げるのに加え、咬むことによって脳が刺激されて活性化したはずだ。

麦には疲労回復の効果が大きいビタミンB1や、腸内環境を整える食物繊維の一種であるβ-グルカンなども豊富に含まれている。この家康の食習慣を参考にしてみてはどうだろう。さすがに麦がメインだと食べにくいので、白米にもち麦や押し麦などを好きな分量だけ加えるといい。主食だからこそたくさん食べられ、健康効果は高い。

Check!

独眼竜、伊達政宗が考え出した長寿の秘訣は、大茶碗で1日何杯も水を飲む「デトックス」

人間は水をまったく摂取しないと、わずか数日で危険な状態に陥ってしまう。水分は食事からも供給されるが、尿や汗などで失われる量と照らし合わせると、1日1・2ℓほどが不足し、この分を補充する必要がある。

水の重要性を理解していたのが、奥州の覇者である伊達政宗だ。片目失明というハンデがあったものの、体は頑強で68歳まで生きた。天下取りを秘かに望んでいた政宗は、家康よりも長く生きなければと考え、独特の健康法を編み出した。城下の老人が日々、水をよく飲んでいるのをヒントに、1日に何度も大茶碗で水を飲んだのだ。時代を大きく先取りした、体内の有害物質を取り除くデトックスといえる。

政宗はほかにも、よく昼寝をしたり、薄着を心がけて肌を鍛えたりしていたという。独眼竜式の健康法は、いまでも参考になりそうだ。

徳川吉宗が好んだ「鷹狩り」は、まるでいま注目の「インターバルウォーキング」

Check!

時代劇「暴れん坊将軍」のイメージがあるが、実際には享保の改革を断行し、幕府財政を立て直した名君、徳川吉宗。尊敬する曾祖父の家康を見習い、質素倹約に努めるとともに、健康オタクぶりも真似をして66歳まで生きた。

吉宗が好んだのが、家康もよく行っていた鷹狩りだ。獲物を探して起伏のある野山を歩き回るので、足腰がしっかり鍛えられる。捕獲した鷹のもとへ駆け寄る際には、一層、強度の高い運動になっただろう。これはまるで、いま注目のインターバルウォーキング。ゆっくり歩きと早歩きを交互に繰り返し、普通のウォーキングよりも一層高い健康効果を得られる運動だ。

ほかにも、わざわざ熱海などから温泉を取り寄せた、インドから乳牛を輸入して乳製品を作らせたなどの逸話もある。吉宗の健康にかける思いは、家康並みに強かった。

Check!

107歳まで生きた超人僧、南光坊天海のめしは不老長寿の妙薬「クコ」入りだった

戦国時代から江戸時代初期にかけて生き、107歳の天寿を全うしたという超人的な人物がいる。徳川家康の天下統一に知恵を貸した天台宗の僧、南光坊天海だ。

当時はもちろん、現代でもトップクラスの長寿である天海。その長寿の秘訣は、粗食ともいえる食生活にあったようだ。とはいえ、単なる粗食では長生きにはつながらない。天海の場合、粗食ではありながらも、たんぱく質を豊富に含む納豆をよく食べていたのが良かったのだろう。

天海が主食にしていたという、クコの実を加えたクコ飯にも注目したい。クコとは杏仁豆腐に添えられる小さな赤い実。ビタミン類や抗酸化物質が豊富で、「長寿の果実」などと呼ばれることもあるスーパーフードだ。ジュースやスムージー、ヨーグルトなどに添えて食べるのがおすすめ。毎日食べると、100歳長寿も夢ではない？

好物だったそばとユズのおかげで、葛飾北斎は88歳の天寿を全うした

Check!

危険な心臓病や脳卒中につながる動脈硬化。健康長寿を実現するためには、年を取っても血管を丈夫に保つことが必要不可欠だ。そこで、毛細血管を強化する働きを持つ有効成分、ルチンを積極的に摂取するのはどうだろう。

ルチンがたっぷり含まれている食品はそば。長生きをした人物で、そばが好物だったのは、江戸時代の天才絵師である葛飾北斎だ。そばには当時の怖い病気、脚気《かっけ》を防ぐビタミンB1も豊富に含まれている。北斎はそばから摂取するルチンとビタミンB1が効いたのか、当時としては異例の88歳の天寿を全うした。

北斎の好物としては、日本酒にユズの皮を加えたユズ酒も知られている。ルチンはビタミンCといっしょに取ると一層効果がアップする。そばとユズの組み合わせは、長生きをするのに一層効果的だったことだろう。

Check!

古希を迎えた杉田玄白が説いた「長寿の秘訣7箇条」とは？

杉田玄白といえば、江戸時代に最も名をのこした医者のひとりだ。38歳のとき、前野良沢らとともに、医学書『ターヘル・アナトミア』の翻訳を開始。3年後、日本初の本格的な西洋医学翻訳書『解体新書』として世に出した。

玄白は偉業を成し遂げてからも40年以上生き、当時としては相当な長寿である83歳で生涯を終えた。長生きをした医者として、日ごろの生活習慣が気になるところだ。68歳のとき、日々の過ごし方をまとめた『養生七不可』を書いたので見てみよう。玄白が説いた「7つのやってはいけないこと」とは何だろう。

一　昨日の非は悔恨すべからず。
（昨日の失敗は後悔してはいけない）

一　明日の是は慮念すべからず。

（明日のことは心配してはいけない）

一　飲と食とは度を過すべからず。

（飲むのも食べるのも度を過ぎてはいけない）

一　正物に非ざれば苟《いや》しくも食すべからず。

（素性のわからないものは食べてはいけない）

一　事なき時は薬を服すべからず。

（何でもないのに、むやみに薬を飲んではいけない）

一　壮実を頼んで房を過すべからず。

（元気だからといって無理をしてはいけない、夜の営みはしない）

一　動作を勤めて安を好むべからず。

（適当に運動をせよ。楽をしてはいけない）

玄白はこの『養生七不可』を、長寿の秘訣として友人たちに配ったという。納得できるものばかりで、とくに心の持ちようの部分は実践したいものだ。昨日の失敗や明日のことは心配しても仕方がない。この心境を忘れないようにしよう。

Check!

健康習慣にこだわり、83歳まで生きた貝原益軒。『養生訓』に学ぶべきポイントは？

江戸時代初期のベストセラー『養生訓』。83歳まで生きた貝原益軒が死の前年、自らの経験から編み出した「健康の極意」をまとめたものだ。

記述のなかでも、近年、科学的に正しさが証明された主張のひとつが「腹八分目」。食べる量を腹八分で抑えるのが基本で、物足りないくらいがちょうどいい、というものだ。確かに、少なめに食べると、寿命を延ばす方向に体が動くようになる。益軒が長生きできたのもうなずける。

益軒は旅を好み、そのときの出来事を紀行文としてよくまとめた。旅に出てよく歩き、知らない土地でさまざまな刺激を受けて、のちに記憶を掘り起こして文章にまとめる。足腰が鍛えられるのに加え、脳が活性化するという、やはり健康長寿につながる行動だ。いろいろと、益軒先生にならってみてはどうだろう。

渋沢栄一の長寿の秘密は、毎朝食べていた食物繊維豊富なオートミール

Check!

長生きする人の体には、いくつかの共通点がある。足腰が衰えていないことなどとともに、腸内環境が整えられている点も重要だ。腸内環境を整えるためには、食物繊維の豊富な食品を取る食習慣が欠かせない。

この食物繊維をたっぷり取っていたのが、「近代日本経済の父」ともいわれる渋沢栄一だ。栄一は毎朝、オートミールに砂糖を加え、牛乳をかけて食べていたという。オートミールはオーツ麦を加工したシリアルで、食物繊維がとても多く含まれている。栄一は卵もよく食べたというから、栄養価の高い朝食をとっていたといえそうだ。

多忙さからサッサと朝食を済ませたかったのか、味が好みだったのかはわからないが、この食習慣によって腸内環境が整えられたのは間違いない。91歳まで生きた栄一の寿命を延ばす一因になったのではないだろうか。

Check!

武者小路実篤の大好物「おはぎ」は、抗酸化作用の高い健康メニュー

甘いものは体に良くない、肥満の元凶だと、ひどく悪者扱いしている人はいないだろうか。しかし、心の栄養にもなるから、絶対に遠ざけなければならないわけではない。しかも、なかには健康に好影響を与えるものもある。おはぎはその代表だ。

甘党だった白樺派の文豪、武者小路実篤《むしゃのこうじさねあつ》が大好きだったのがおはぎ。顔にソバカスがあったためか、子どものころに「おはぎ」というあだ名をつけられたが、自分の好物だったので嫌がらなかったという。おはぎをよく食べた実篤が90歳まで生きたのは、その健康効果が影響したのかもしれない。

小豆からつくるあんこには、抗酸化作用の高いポリフェノールの一種、アントシアニンがたっぷり含まれている。食物繊維やたんぱく質、鉄分、カリウム、カルシウムなども豊富。食べ過ぎにさえ注意すれば、健康にいいおやつだったのだ。

「早く老い込んではオ仕舞いだ」心の若さを失わなかった牧野富太郎に学ぶ

NHK朝ドラ主人公のモデルとして、波乱万丈の生涯を描かれた牧野富太郎。1500種以上の植物を命名し、「日本植物分類学の父」といわれる大学者だ。

富太郎は長寿で、人生を終えたのは94歳。長生きできた秘訣のひとつは、北海道から鹿児島まで全国で植物採集に励んだことだろう。さすがに90代になると寝込みがちになり、自宅で過ごす時間が多くなったが、それまではしょっちゅう野山を駆け巡っていた。同じ年齢の高齢者と比べて、足腰がはるかに頑強だったに違いない。

心の若さを失わなかったのも、長寿の要因だったのではないか。自叙伝で「早く老い込んではオ仕舞いだ」「老人になったという気持を抱いては駄目だ」「老人でも若者に負けず働く事が大切だ」「私は翁、老、叟の字が大嫌い」などと書いている。老いてますます意気軒高だった富太郎のように、年齢を重ねていきたいものだ。

9章

絶対NG！
「長生きできない人」の習慣、
ぜんぶ集めました。

Check!

親しい人がいない。
1時間以上たっぷり昼寝。
仕事が趣味の人生…。
早死にしてしまう人の
NG項目を真似てはいけない！

老後は親しい人がいないと、早死にするリスクが3～4倍もアップする！

Check!

ひとりでいるのが気楽。誰にも気を使わないで、好きなことをできる。こう思っている人もいそうだが、いまのうちに親しい人を見つけておいたほうがいい。年を取ってから、人との交流がない暮らしを長く続けていると、早死にするリスクがどんどん高まっていく。

高齢者の孤立が健康にどういった影響を与えるのか。この興味深い題材をテーマとする研究は国内外にたくさんある。まず、九州大学が福岡県久山町の住民を対象に、1961年から継続的に行われている「久山町研究」を紹介しよう。

この研究では、「ひとりぼっちでさびしい」「何をするのもむなしい」「他人から拒絶された気持ちによくなる」など、人との心のつながりが薄いと感じる「情緒的孤独感」という感情に着目。65歳以上の町民1141人を5年間追跡調査したところ、情緒的孤独感を持っている人は、持っていない人と比べて、認知症発症のリスクが1・6倍高いことがわかった。

さらに、同居していない親族や友人との交流についても調査。交流がほとんどない場合、情緒的孤独感のある人はない人に比べて、認知症発症リスクが一層高まり、5・3倍にもなっていた。一方、情緒的孤独感があっても、月に数回程度、親族や友人との交流がある場合は、認知症発症リスクが明らかに上昇することはなかった。

中国と英国の大学の共同研究でも、同じような結果が導き出されている。家族や友人との交流が極端に少なく、社会的に孤立している人は、やはり認知症発症リスクが26%高まっていたのだ。

孤独が悪化させるのは認知症だけではない。米国マサチューセッツ内科外科学会が発行する医学雑誌では、心臓病患者で人間関係が希薄な人は、人との強いつながりがある人と比べて、3年以内に約4倍も多く死亡したと報告された。

ひとりが楽だといまは思っていても、年を重ねるにつれて、孤独感がじわじわと心身を蝕んでいく。早死にしないため、人とのつながりを失わないようにしよう。

「仕事が趣味」な人は、どんどん老け込んで長生きできない…

Check!

「趣味は仕事」と胸を張って言い切る人がいる。真面目に前向きに生きている、というアピールかもしれないが、これは昭和の時代の考え方。本心からこう思っているのなら、どんどん老化が進んで、長生きするのはちょっと難しそうだ。

東京医科歯科大学では65歳以上の4万8000人余りを対象に、趣味活動と死亡リスクの関係を解析。その結果、趣味がまったくない人と比べて、趣味が1個ある人は死亡リスクが0・97、2個の人は0・90、3個の人は0・83と死亡リスクがどんどん下がっていった。趣味が多いほど早死にしないのは明らか、というわけだ。

趣味のなかでも、「体を動かす趣味」「誰かといっしょに行う趣味」が死亡リスクを一層下げることもわかった。人と交流しながら汗を流す団体競技がいちばんのようだ。いまのうちから、そういったスポーツの趣味を探してみよう。

Check!

寝過ぎも…。毎日8時間以上寝る人は心臓病のリスクが2倍に！

長生きするには、睡眠をしっかり取ることが欠かせない。しかし、たっぷり寝過ぎるのも考えもの。睡眠時間は短か過ぎても長過ぎても、健康に良い影響を与えず、寿命を縮めてしまうからだ。

良い睡眠を取っていると、感染症や生活習慣病になりにくく、健康で長生きできるというデータは多い。平均年齢50歳の17万人余りを対象にした米国の大規模調査を紹介しよう。調査の結果、睡眠の質が最も高い人は、最も低い人と比べて、何らかの理由で死亡するリスクが30％低いことがわかった。個別の病気でいえば、心臓病の死亡リスクは21％、がんは19％、認知症などでは40％も低かった。

病気になりにくいと、当然、寿命も延びる。睡眠の質が最も高い人は、平均余命が男性で4・7年、女性で2・4年長くなることも判明した。

では、睡眠時間はどれくらいの長さがベストなのか。個人差は当然あるものの、目安は知っておきたいものだ。米国がん協会が成人男女約100万人のビッグデータをもとに割り出したところ、睡眠時間が6時間30分以上で7時間30分未満の人が最も死亡率が低い、という結論になった。

この時間帯より短くても長くても、体に負担が蓄積していく。米国の研究では、8時間以上眠る人は、6～8時間睡眠の人と比べて、狭心症のリスクが2倍に高まると報告されている。

日本で約11万人を対象にした名古屋大学などの大規模調査でも、同じような結果が出た。最も死亡リスクが低かったのは睡眠時間が6・5～7・4時間の人たちで、4時間未満しか眠らない人の死亡リスクは男女とも1・6倍に上がった。これに対して、10時間以上眠っている人の場合、死亡リスクはさらにアップし、男性で1・7倍、女性は1・9倍になった。

睡眠は過不足ないのがいちばん、ということになる。目覚めたときの充足度を目安に、最適の睡眠時間を把握し、生活リズムを整えるようにしよう。

Check!

昼寝をたっぷり1時間以上する人は、認知症になりやすい

睡眠が不足しているとき、昼寝をすると疲れが取れてスッキリする。しかし、日中に寝るのは短時間に限る。本当は眠る必要がないのに、たびたび長い時間、昼寝をしていると寿命が縮まり、認知症も発症しやすくなってしまう。

中国で行われた研究によると、1時間以上の昼寝をする習慣がある場合、昼寝をしない人と比べて、あらゆる死亡リスクが30%、心血管疾患の発症リスクは34%も高くなることがわかった。

また米国の高齢者を対象にした追跡調査では、1時間以上の昼寝をする人は、1時間未満の人と比べて、アルツハイマー型認知症になる発症リスクが1・4倍になった。

昼寝はあくまでも、睡眠不足をフォローする短時間の眠り。休日の昼寝は気持ちいいものだが、眠り過ぎないように注意が必要だ。

早く寝床に入る人は、夜中に目が覚めて睡眠時間が短くなる

Check!

年を取ると、目覚めたときに何だか寝足りない感じがする……こういった人は、必要以上に早く布団に入っているのではないか。

年齢を重ねるにつれて、体内時計の周期が少しずつ短くなっていく。このため、夜がそれほど更けていない時間に眠気を感じ、もう寝ようかなという気になる。しかし、実際には体はまだ眠る準備が整っていないケースが多く、良い睡眠を得られず、夜中に何度も目覚めやすくなってしまう。また、眠ろうとはしたものの、すぐには寝つけないことも少なくない。いずれの場合も、1日の疲れを癒し切るのが難しいのだ。

じつは70代になっても、眠る準備が整うのはだいたい午後11時ごろで、それほど早くはない。毎日のように、早めに眠気を感じるのなら、日中、日光をよく浴びるようにするといい。こうすれば、体内時計をやや遅らせることができる。

Check!

寝酒が習慣になっている人は、眠りが浅くて疲れがとれず早死にする!

夜は寝酒がいちばんの楽しみだ。酔った状態で布団に入ると寝つきがいい。こういった理由から、夜遅くまで酒を飲む人もいるだろう。もちろん、この習慣はできるだけ早くやめたほうがいい。

寝酒をすると、ぐっすり眠れるように思うかもしれないが、ひどい錯覚だ。アルコールの利尿作用が働いて、夜中にトイレに起きやすくなる。寝つきは良くなるだろうが、アルコールが分解されてできるアセトアルデヒドの作用により、就寝後3時間ほどで眠りが浅くなるのも問題だ。アルコールには筋弛緩作用もあるので、いびきをかきやすくなり、質の良い呼吸ができにくくなる恐れもある。

寝酒のメリットは何ひとつなく、さまざまな理由から睡眠の質が低下してしまう。長く人生を楽しみたいのなら、寝る3時間ほど前には切り上げるようにしよう。

主な参考文献

- 『内臓脂肪を減らす食べ方』（工藤孝文／日本実業出版社）
- 『１００歳まで生きるための習慣１００選』（伊賀瀬道也／飛鳥新社）
- 『長生きできない本当の理由』（東 茂由／河出書房新社）
- 『長生き「できる人」と「できない人」の習慣』（松井宏夫／明日香出版社）
- 『制限しないで長生きできる 食べ方の習慣』（高田明和／すばる舎）
- 『ごきげんな人は10年長生きできる』（坪田一男／文藝春秋）
- 『結局、怒らない人が長生きする』（保坂隆／朝日新聞出版）
- 『偉人たちの健康診断』（ＮＨＫ『偉人たちの健康診断』制作班・編／マガジンハウス）
- 『日本一の長寿県と世界一の長寿村の腸にいい食事』（松生恒夫／ＰＨＰ研究所）
- 『認知症になる48の悪い習慣』（岩瀬利郎／ワニブックス）
- 『長生きしたければ座りすぎをやめなさい』（岡浩一朗／ダイヤモンド社）
- 『長生きしたけりゃ「咬む」のが一番！』（日本顎咬合学会／小学館）
- 『元気で長生きはこんな人』（文藝春秋）

主な参考論文

- Effect of beer marinades on formation of polycyclic aromatic hydrocarbons in charcoal-grilled pork（炭火焼豚における多環芳香族炭化水素の生成に及ぼすビールマリネの影響）／Olga Viegas 1, Iria Yebra-Pimentel, Elena Martínez-Carballo, Jesus Simal-Gandara, Isabel MPLVO Ferreira
- 口腔疾患を含めた修正可能なリスク因子が死亡率にもたらす寄与の比較検討／東京医科歯科大学、東北大学など

主な参考ホームページ

- 文部科学省…食品成分データベース
- 総務省統計局…令和3年社会生活基本調査／高齢者の就業
- 国立研究開発法人 国立がん研究センター…朝食の欠食と脳卒中との関連について
- 国立研究開発法人 国立長寿医療研究センター…緑茶と記憶をつかさどる海馬の関連／補聴器を使用すると認知機能低下を予防できる？／補聴器は何歳から必要？／運転中止による弊害
- 独立行政法人 経済産業研究所…良いことを毎日3つ書くと幸せになれるか？
- 公益財団法人 長寿科学振興財団…健康長寿ネット
- 一般社団法人 日本耳鼻咽喉科頭頸部外科学会…難聴によって認知症のリスクが高くなる⁉
- 公益社団法人 日本歯科医師会…8020現在歯数と健康寿命
- 日本脂質栄養学会…オメガ3-食と健康に関する委員会
- 東京都高齢者福祉施設協議会…脳を活性化する化粧～認知症に対する改善効果の期待
- 大阪府医師会…ブルーライトは寿命を縮める⁉
- 一般社団法人 ペットフード協会…2022年（令和4年）全国犬猫飼育実態調査 結果
- 山梨県…【都道府県別】健康寿命ランキング 山梨県は健康寿命トップクラス！
- 甲州市移住支援ポータルサイト 甲州ライフ…刺身といえば「マグロ」が定番！海なし県の魚事情
- 滋賀県…滋賀県の長寿の秘密はこれだった⁉
- 伊仙町…泉 重千代 翁「ん」「長寿十訓」
- 東京大学…精神疾患をもつ人の平均余命は一般人口に比べて20年以上短い
- 共立女子大学・共立女子短期大学 Advance！…味噌汁を飲むと、血圧が下がって、若返るってホント？
- 愛媛大学…入浴習慣は、動脈硬化や心機能に好影響をおよぼす

●千葉大学…お風呂の習慣で要介護認定が3割減
●九大ひさやま研究室…げんき予報便
●東京医科歯科大学…多趣味な高齢者は死亡リスクが低い
●JACC Study…睡眠時間と死亡との関係
●日本経済新聞…ボランティアで長生き？　死亡リスク4割減、心も健康／家康、元就の長寿を支えた食生活の秘密
●産經新聞社…【100歳時代プロジェクト】速歩より階段の上り下り　筋力維持、動脈硬化も抑制
●岐阜新聞…教えてホームドクター 歩行速度と寿命
●NHK健康ch…【あの人の健康法】日野原重明の直伝！健康維持・長生きの秘訣とは？
●日本テレビ…知識の宝庫！目がテン！ライブラリー
●ニューズウイーク日本版…「31歳の時点で肥満の人」ほど長生きしづらい訳
●DIAMOND online…血圧が高いときにはモーツァルトを聴く
●日経Gooday…高齢者の「長すぎる昼寝」は認知機能の低下と関係
●PRESIDENT Online…〝寿命が7歳延びる〟笑顔のもたらす大効能
●東洋経済ONLINE…「1時間超の昼寝は死亡リスク3割上昇」の衝撃事実／人間関係が希薄な人が「長生きできない」ワケ
●糖尿病ネットワーク…「低カロリー食」で老化を防げて寿命も延びる　腹八分目で若返ろう
●保健指導リソースガイド…納豆はスーパーフード　脳卒中、虚血性心疾患の死亡リスクが低下／ウォーキングの歩数を1日にわずか1000歩増やしただけでも健康増進の効果が．／世界睡眠デー「良い睡眠」で食事や運動も良くなる　睡眠を改善する5つの方法／残った歯が多いほど寿命は延びる　歯科医師会が最新エビデンスを公開
●医療ニュース…睡眠パターンが不規則な中高年は、循環器疾患リスクが2倍高い-米NIH

- マルハニチロ…島根大学他合同グループとの共同研究から
- キューサイ…１００歳１００人 実態調査 ２０１９
- ネスレ日本…日本人の「ありがとう」を徹底解剖！ キットカット 調査リリース
- マルコメ…「味噌は血圧を上げる」のウソ 味噌の血圧上昇抑制効果
- 明治 みんなの健康チョコライフ…チョコレート摂取による健康効果に関する実証研究
- サンスター…歯の本数が多く、かみ合わせが良いほど医療費が低い
- オムロン…はじめよう！ヘルシーライフ
- カゴメ…カゴメ野菜調査隊
- とらや…武者小路実篤とおはぎ
- Journal of General Internal Medicine…Association of Back Pain with All-Cause and Cause-Specific Mortality Among Older Women: a Cohort Study
- EJP…Is this back pain killing me? All-cause and cardiovascular-specific mortality in older Danish twins with spinal pain
- O2…Science says gig-going can help you live longer and increases wellbeing

青春新書
PLAYBOOKS

人生を自由自在に活動《プレイ》する

人生の活動源として

いま要求される新しい気運は、最も現実的な生々しい時代に吐息する大衆の活力と活動源である。

文明はすべてを合理化し、自主的精神はますます衰退に瀕し、自由は奪われようとしている今日、プレイブックスに課せられた役割と必要は広く新鮮な願いとなろう。

いわゆる知識人にもとめる書物は数多く窺うまでもない。

本刊行は、在来の観念類型を打破し、謂わば現代生活の機能に即する潤滑油として、逞しい生命を吹込もうとするものである。

われわれの現状は、埃りと騒音に紛れ、雑踏に苛まれ、あくせく追われる仕事に、日々の不安は健全な精神生活を妨げる圧迫感となり、まさに現実はストレス症状を呈している。

プレイブックスは、それらすべてのうっ積を吹きとばし、自由闊達な活動力を培養し、勇気と自信を生みだす最も楽しいシリーズたらんことを、われわれは鋭意貫かんとするものである。

—創始者のことば— 小澤和一

監修者紹介

工藤孝文

1983年福岡県生まれ。福岡大学医学部卒業後、アイルランド、オーストラリアへ留学。帰国後、大学病院、地域の基幹病院を経て、現在は、福岡県みやま市の工藤内科で地域医療を行っている。専門は、糖尿病・肥満症・漢方治療。「ガッテン！」(NHK)、「世界一受けたい授業」(日本テレビ) など、テレビ番組への出演・医療監修のほか、健康関連の著作も多い。日本内科学会・日本糖尿病学会・日本肥満学会・日本抗加齢医学会・日本東洋医学会・日本女性医学学会・日本高血圧学会・小児慢性疾病指定医。

「長生《ながい》きする人《ひと》」の習慣《しゅうかん》、ぜんぶ集《あつ》めました。

青春新書 PLAYBOOKS

2024年3月25日　第1刷
2024年5月25日　第3刷

監修者　工《く》藤《どう》孝《たか》文《ふみ》

編　者　ホームライフ取材班《しゅざいはん》

発行者　小澤源太郎

責任編集　株式会社プライム涌光

電話　編集部　03(3203)2850

発行所　東京都新宿区若松町12番1号 〒162-0056　株式会社青春出版社

電話　営業部　03(3207)1916　振替番号　00190-7-98602

印刷・三松堂　製本・フォーネット社

ISBN978-4-413-21209-0

青春新書
PLAYBOOKS

人生を自由自在に活動する――プレイブックス

「シンプル」な選択が自律神経を整える理由
小林弘幸
何を選び、何を捨てるか――
たった1％の「迷い」があるだけで、自律神経は乱れる
P-1204

「老けない人」の習慣、ぜんぶ集めました。
ホームライフ取材班［編］
見た目も体も若々しい人は「何を」やっているのか？
P-1205

ダイエットしたい人のやせるキッチン
森由香子
理想の体型はキッチンを変えるだけでよかった
P-1206

「やせてる人」の習慣、ぜんぶ集めました。
工藤孝文［監修］
ホームライフ取材班［編］
食べてるのに太らない人の秘密とは？
P-1207

お願い　ページわりの関係からここでは一部の既刊本しか掲載してありません。
折り込みの出版案内もご参考にご覧ください。